組み合わせれば勝手にやせる!

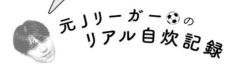

元Jリーガー⚽のリアル自炊記録

健康美やせ!
カスタム献立

小泉勇人

光文社

世の中の誰もが願うのは「きれいにやせる」ことですよね。そして令和は「健康」にみんなの意識が集まっているように思います。

無理な絶食などで一時的にやせたとしても、肌はボロボロ、髪はパサパサになったり頬がこけたり、リバウンドを繰り返してしまう人も少なくないはず。

僕が日々SNS発信をするなかでそんなかたがたの悲鳴として聞こえるのが、食に対する正しい知識がないということ、そして何より料理が嫌い、苦痛という声。

そんな僕も、料理家になるまでは、料理が嫌いなほうでした。現役Jリーガー時代も簡単な料理はしていましたが、やはり毎日の生活に追われると外食も多く、定食屋さんなどを選ぶことで、なんとなくバランス良く食べているというぐらいの感覚でした。

そんななか、誰もが予期せぬ新型コロナという闇が世を覆いました。僕も今から2年ほど前にコロナ禍で体調とメンタルを崩した時期がありました。その当時は苦しみや葛藤がありましたが、それをきっかけに一念発起。自分の体のことを知り、その上で「食」の正しい知識を勉強しながら、本格的に自炊に取り組み、みるみる体調が変わることを実感したのです。このとき、本当の意味で「食」の大切さを知りました。

人間は、日々食べたものから、体と心がつくられます。逆に言えば、食べるものを誰しも選べるのです。だからこそ僕が伝えたいと思ったのは、自分で作って食べること。

どうしても料理のやる気が起きないなら、料理をしたくなるような空間づくり、環境づくりをするといいかもしれません。僕自身、DIYをしてキッチンを快適な空間にしたり、好きな器を揃えたりしたことで、やる気が出て、料理が楽しくできるようになりました。まずはそんなところから始めてみるのもいいかもしれません。

この本では、健康的にきれいにやせるための、栄養と健康の知識を交えながら、料理嫌いな人でも、とにかく簡単に作れるおいしいレシピばかりをたくさん紹介しています。この本のレシピであれば、

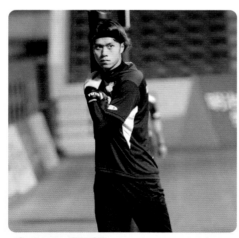

プロサッカー選手時代

メインとサブを好きな組み合わせで食べるだけでだいたいバランスがとれるように、試行錯誤して115レシピを作りました。

食材と栄養のこと、料理のポイント、器の選び方、献立カタログなど、僕が大切にしているメソッドを惜しまず紹介しているので、チャレンジしてみてください。きっと、体が変わる瞬間を実感して

いただけると思います。

自分でも信じられませんが、僕だから言えることがあります。料理が嫌いで下手くそだった僕が、2年間でできるようになったのですから、きっとあなたもできるはず。僕も信じて始めてくれるみなさまの声を励みにしていますので、一緒に理想の自分の人生を目指しましょう。

小泉勇人

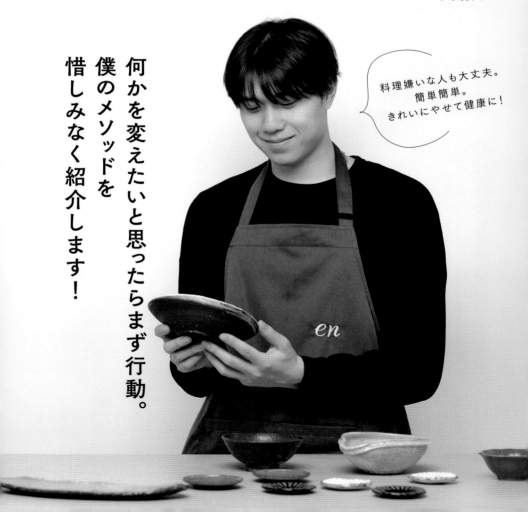

何かを変えたいと思ったらまず行動。
僕のメソッドを
惜しみなく紹介します！

料理嫌いな人も大丈夫。
簡単簡単。
きれいにやせて健康に！

プロサッカー選手だった僕が料理クリエイターに!?

小泉勇人のHistory

不甲斐なさを感じ続けた
プロサッカー選手時代

　僕の今までの人生は、すべてサッカーで埋めつくされてきたと言っても過言ではありません。幼少期から社会人に至るまで、楽しい思い出も、苦しい思い出も、思い浮かぶのはすべてサッカーのことです。それぐらい人生をかけて取り組んできたのですが、プロ選手時代の僕は、なかなか思ったように活躍できないことや壁にぶつかることもあり、とても苦しい思いをたくさんしてきました。試合に出られず、思うように結果を出せない自分、周りの期待に応えられない自分への不甲斐なさに悩み続けた時期もありました。悔しい思いもたくさんするなかで、自暴自棄になり、練習に行こうとすると体調を崩したり、吐き気がして辛かった時期も。それでも9年間、プロ選手として必死にしがみつきました。

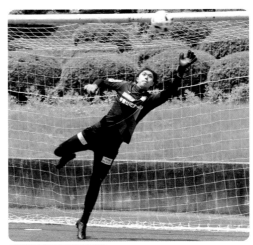

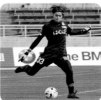

現役時代は、思うような結果を出せないことで自暴自棄に陥ることも。

2年前に始めた自炊から気づいた「食」の大切さ

　体調もメンタルも崩していた2年ぐらい前、プロサッカー選手としてより上を目指すため、また、そのときの自分を変えるために、自炊を本格的に始めました。栄養とそれに関連する知識の勉強をして実践していくなかで、最悪だった体調が改善され、メンタルも健全になっていったのです。そのとき、初めて「食」の大切さを身をもって実感しました。実家にいた頃は、母が作ってくれた食事を当たり前のように食べて

いましたが、今思えば、その頃、ケガをほとんどしなかったのは、母がしっかりと栄養を意識して食事を作ってくれていたからこそ。現役時代は、なるべく定食を食べるなど、なんとなくバランス良く食べる程度だったのですが、食生活の改善で体調が良くなることを実感し、SNSで発信していくなかで、アスリートとしての食だけではなく、生きていくうえでの食の重要性に気づかされました。

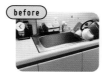
before

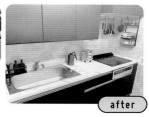
after

料理嫌いを克服した!? きっかけはSNSの配信

　最初は、料理が好きではなかったからこそ、みんなに見てもらえるSNSに投稿することでモチベを上げて、料理を作るきっかけをつくっていました。もともとは記録用に使っていたのですが、思った以上の反響があってびっくりしたことを覚えています。それがきっかけで、さらに知識を深めようと栄養やそれに関連する勉強をし、最終的には「食」関連の6つの資格、上級食育アドバイザー、野菜スペシャリスト、生活習慣病予防プランナー、腸活アドバイザー、ナチュラルフード・コーディネーター、アスリートフードマイスター、「心」関連の3つの資格、行動心理学、上級心理カウンセラー、行動心理士、「身体」関連の1つの資格、パーソナルトレーナーを取得しました。

器を集めたり、キッチンをDIYすることでSNSで料理配信をするのが楽しくなった、SNS配信初期。

プロサッカー選手であった僕が一大決心
料理家になった理由

　さまざまな資格を取得するなかで、なぜ料理家の道に進もうと決心したのか。それは、体調とメンタルを崩した経験から、食生活を改善したことで、自分自身の体調が大きく変わり、この重要性をより多くの人に届けたいと強く思ったからです。元々プロ選手だった僕が発信していくことで、スポーツやサッカーの世界に興味を持ってもらえるかもしれないですし、僕の食事の投稿を見て、現役のアスリートやその家族の知識が増えたり意識が変われば、それこそ自分にしかできないことなのではないかと感じたのです。食という部分から、日本のアスリートたちに還元したいとの思いもありました。僕の経験や知識、そして現在の発信のひとつひとつがみなさんの未来への架け橋になれると信じて、新しい道を選びました。

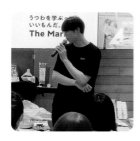

現在は食にまつわるセミナーや料理教室なども行っている。

目標はセカンドキャリアのロールモデルになること

　サッカーに限らず、プロの舞台は夢のような世界に映るかもしれませんが、活躍すること自体、想像を絶するほど厳しいものです。表の舞台で輝き続けているプロのサッカー選手たちは、血の滲むような努力をしています。ですから、ケガなどの理由でプロの舞台から降りなくてはならないとき、セカンドキャリアをどうするか、迷う人がほとんどなのも事実。やりたいことが見つからない、なかなか次に進めない人が多いなかで、僕の場合は、ありがたいことにやりたいことが見つかり、引退することを自分で選ぶことができました。それは、自分がやってきた経験に加えて、たくさんの知識が身についたからこそ、新しい道を切り開こうと決心できたのだと思います。結果が出るのはまだ先かもしれませんが、あとはこれからの行動次第だと思っています。いつか、セカンドキャリアのロールモデルになれるように、ここから自分を信じて社会に貢献できるように精進していきたいと思っています。

もくじ

2 Prologue

8 健康的に美やせするための
食材と栄養のこと

10 やせてきれいになる
料理のポイント10

14 ほったらかしで栄養価アップ！
寝かせ酵素玄米のすすめ

16 献立の組み合わせ方のコツ

Part ① メインおかず
高たんぱく・低糖質・ボリュームたっぷり

20 鶏ハムのねぎ塩ダレ
22 韓国風ピリ辛にらダレ／
白ねぎ塩ダレ／
ゆずこしょうポン酢／
ハニーマスタードダレ／
よだれ鶏ダレ／
激ウマ！オーロラソース
24 ハーブ鶏ハム／旨辛鶏ハム／
コンソメ鶏ハム
26 鶏むね肉のチャーシュー
28 鶏むね肉のハニーマスタードチキン
30 ヤンニョムチキン
32 ヘルシー鶏マヨ
34 ふわとろ卵の鶏チリ
36 鶏むね肉の磯辺焼き
38 鶏むね肉のチンジャオロースー
40 鶏むね肉の照り焼き
42 麻薬鶏／
炭火焼き風チキンのねぎソース
43 鶏テキ／雲白肉
44 青じそ鶏つくね
46 豚肉となすのとろみしょうが焼き
48 まぐろとアボカドのユッケ
49 まぐろのカルパッチョ／
さばの西京風焼き
50 鮭ときのこのガリバタじょうゆ／
さばとじゃがいものカレー炒め
51 さば缶のみそ汁／
さば缶の麻婆豆腐

52 column 定番の味つけを覚えれば、アレンジ無限大

Part ② 作りおきカスタム副菜
着まわしおかずでマンネリ知らず！

56 ねぎ塩ダレ（ミニトマト／なす／納豆）
57 カルパッチョソース（かぶ／ゆで卵／アボカド）
58 麻薬ダレ（うずらの卵／なす／豆腐）
59 塩昆布ごま油（ミニトマト／キャベツ／パプリカ）
60 ほうれん草と桜えびの中華炒め／ほうれん草とほぐし鮭のバタポン炒め／
ほうれん草とエリンギのバターじょうゆ炒め
61 アスパラのペペロン炒め／おつまみアスパラ／ブロッコリーのごまマヨあえ
62 アボカドとツナのピリ辛あえ／アボカドエッグ／アボカドの塩昆布あえ
63 ガーリックコンソメ枝豆／ヤンニョム枝豆／枝豆とれんこんのペペロン炒め
64 オクラとトマトのごま酢あえ／オクラの塩昆布あえ／オクラとしらすのあえもの
65 大根のそぼろあんかけ／大根のチリコンカン／かぶのガーリックポン酢炒め
66 かぼちゃの煮つけ／かぼちゃのナッツあえ／コリンキーのナムル
67 麻婆キャベツ／紫キャベツのラペ／キャベツの赤しそふりかけあえ

68 きゅうりとちくわのコチュマヨあえ／きゅうりともずくのあえもの／
きゅうりとツナのピリ辛あえ

69 ミニトマトの和風マリネ／ミニトマトのポン酢タレ漬け／ミニトマトの塩昆布あえ

70 なすのぺぺたま／なすの焼き浸し／焼きなすの豚しゃぶ

71 簡単！キャロットラペ／にんじんしりしり／3色ナムル

72 パプリカのマリネ／パプリカの焼き浸し／3色きんぴら

73 丸ごとピーマンの煮浸し／ヤンニョムピーマン／無限キムチピーマン

74 もやしのナポリタン風／もやしとチーズのガレット／
もやしとピーマンとひき肉の中華炒め

75 エリンギとれんこんの旨辛炒め／しめじのレンチンなめたけあえ／
えのきのペペロンチーノ

76 長いもの赤しそふりかけあえ／じゃがいもの青じそジェノベーゼ風／
さつまいものバター煮

77 和風厚揚げ／厚揚げの中華風みそ炒め／ヤンニョム厚揚げ

78 こんにゃくのサイコロステーキ／こんにゃくと玉ねぎのごまみそ煮／
ピリ辛こんにゃく

79 うずらの煮卵／ゆで卵の塩昆布あえ／ふわプル卵焼き

80 column 調理なし！ 栄養価アップ！ 手間ゼロ小鉢

Part ③ 一品でお腹満足・栄養ばっちり 人気のパパッとごはん

84 まぐろの麻薬丼

86 さば缶の卵とじ丼

88 たっぷり野菜のキーマカレー／
健康和風だしカレー

89 ヘルシー親子丼

90 やわらかスパイシー照りたま丼／
蒸し豚チャーシュー丼

91 ピリ辛肉そぼろ丼／そぼろ丼

92 和風ガパオライス／まぐろのポキ丼

93 キムチーズサンド／やせるチヂミ

94 しらたき担々麺／しらたきラーメン

95 しらたき焼きそば／
しらたきペペロン／しらたき冷麺

96 column 献立作りが簡単になる！ 僕の器の選び方

Part ④ まずはマネして組み合わせて 献立の作り方

100 for Beauty
きれいにやせたい人の献立

102 for Trainee
きれいな筋肉をつけたい人の献立

104 for Kids
育ち盛りの成長を応援する献立

106 おすすめバズ献立7

108 さくいん

健康的に美やせするための
食材と栄養のこと

やせてもすぐにリバウンドしてしまう……と悩んでいませんか？
まずは、きれいにやせるための食材や栄養の知識を学びましょう。

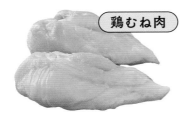

鶏むね肉

高たんぱく、低脂質の食材。皮を取り除いて脂質をカットして。イミダゾールジペプチドも含まれるので、筋肉疲労の回復にも効果的。

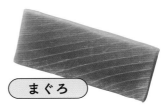

まぐろ

DHAとEPAのオメガ3系脂肪酸を豊富に含み、良質なたんぱく質が豊富でダイエットに最適な食材。なるべく生で食べるのが◎。

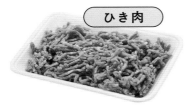

ひき肉

肉をミンチにしたもの。脂質を気にするなら、赤身のひき肉や、鶏むね肉のひき肉を選ぶのがベター。そぼろや肉団子に便利。

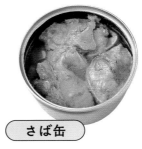

さば缶

手軽に青魚を取り入れるのに便利な魚の水煮缶。DHA&EPAなど質の良い脂質もたっぷり。さば、いわし、鮭の水煮缶がおすすめ。

高たんぱく、低脂肪、
低糖質の食材が基本

これからダイエットをする人も、ダイエットしてもリバウンドを繰り返す人も、まずは、健康的にやせるために必要な正しい知識を身につけましょう。健康的にやせるために必要なのが良質なたんぱく質。このたんぱく質が不足すると、筋肉はもちろん、肌や髪の健康を保つことができなくなります。また、ダイエット時には油を避けがちですが、質の良い油脂をとることがきれいにやせるための近道。DHAやEPAなどのオメガ3系脂肪酸を適量摂取することを意識しましょう。

抗酸化ビタミンとミネラル、食物繊維が豊富な野菜、海そう、きのこをたっぷりと

ダイエット時のストレスや運動などで体内に増えた活性酸素を除去する抗酸化ビタミン、貧血を予防する鉄や骨を強くするカルシウムなどのミネラル、腸内環境をととのえる食物繊維が豊富な野菜や海そう、きのこをたっぷりとりましょう。赤、黄、緑の野菜は抗酸化作用が高いと覚えておくと◎。豆皿にのせて色とりどりに盛りつけましょう。

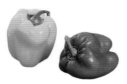

パプリカ

抗酸化ビタミンA、C、Eすべてが豊富で美肌や老化防止に効果的。

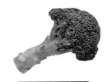

ブロッコリー

カリウム、食物繊維、葉酸、ビタミンCが豊富な美やせ野菜。

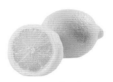

レモン

美肌効果抜群のビタミンCや疲労回復効果のあるクエン酸が豊富。

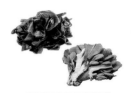

海そう・きのこ

水溶性食物繊維が豊富な海そうときのこは意識して取り入れたい。

ビタミンB_1

豚肉・鯛・玄米など

糖質の代謝に関わるのはビタミンB_1。白米を玄米に代えれば、糖質をエネルギーに変えやすくなります。

ビタミンB_2

納豆・アーモンドなど

脂質の代謝に関わるのはビタミンB_2。ダイエット時は納豆やアーモンド、ほうれん草などの葉物野菜から摂取を。

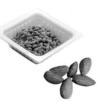

ビタミンB_6

まぐろ・かつお・にんにくなど

たんぱく質の代謝に関わるのはビタミンB_6。まぐろやかつおはたんぱく質が豊富なうえ、ビタミンB_6も豊富。

代謝を良くするビタミンB群が豊富な食材も取り入れる

ダイエットを決意して、食事を減らしているのになかなか体重が減らない……。その原因は、ビタミンB群不足。たんぱく質、脂質、炭水化物の代謝を助け、エネルギーに変えるためには、ビタミンB群が必要です。それらが不足していれば、エネルギーとして消費されず、そのまま脂肪として体に蓄えられてしまいます。効率的にやせるためにも覚えておきましょう。

やせてきれいになる料理のポイント10

きれいにやせるための食材と栄養のことがわかったら、料理のポイントを押さえましょう。彩りのこと、調味料のこと、火の通し方のポイントなど、おいしく食べながら健康&美容にも効果的なコツが満載!

Point ① 彩りを豊かにする ＝栄養バランスがとれる

料理のポイントとして、いちばんに意識したいのが彩りを豊かにすること。食卓に彩り豊かな料理が並ぶだけで、見た目が食欲をそそるだけでなく、栄養バランスが自然にとれます。基本は「赤、黄、緑、黒（茶）、白」の5色が食卓に並ぶように意識しましょう。主食のごはんや麺類は白、肉や魚などのたんぱく質は茶色になりますが、これらは意識をしなくても取り入れられるもの。彩りを担う赤、黄、緑の3色は、料理が鮮やかに映えるうえ、抗酸化ビタミンやミネラルもとれるので、意識して料理に取り入れましょう。また、意外にもとれていないのが、海そう、ごぼうなどの黒の食材。全体の印象を引き締めるとともに、ミネラルや食物繊維が豊富なので、栄養バランスがととのいます。

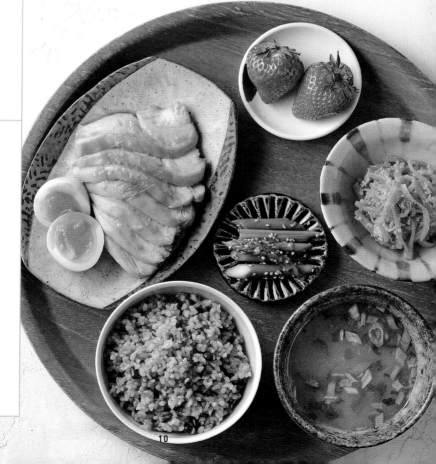

10

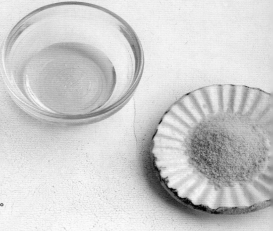

Point ② 白砂糖は使わない

料理の甘みやコクづけに欠かせない調味料の砂糖。お菓子作りなどによく使われる白砂糖は、精製されたものなのでミネラルなどの栄養素がなく、急激な血糖値の上昇などに関与しているため、あまりおすすめできません。同じ甘みを補うなら、ミネラルが豊富な甜菜糖やはちみつを使いましょう。

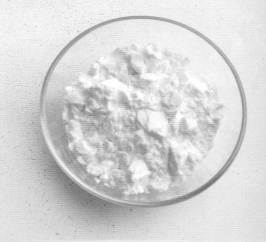

Point ③ 小麦粉は使わない

小麦粉に含まれるグルテンは、消化されにくいたんぱく質で、腸内環境を悪化させやすいと言われています。きれいにやせるためには、腸内環境をととのえることがとても大事になるので、なるべく小麦粉は使わないようにしましょう。料理をするときは小麦粉の代わりに片栗粉、米粉などで代用しましょう。

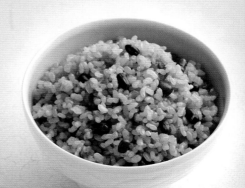

Point ④ 麺、パンよりごはんを

麺やパンが好きな人も多いかもしれませんが、主原料は小麦粉です。しかも主食として食べるとなると、小麦粉を大量に摂取することにつながってしまいます。きれいにやせたいなら、麺やパンよりごはんを選びましょう。ごはんは白米よりも、玄米や酵素玄米ごはん（p.14）を選ぶのがベターです。

Point ⑤

旨みのある食材を
使って塩分量を調整

むくみの原因のひとつに、塩分のとり過ぎ
があります。塩分をとり過ぎると、体内の
塩分濃度を一定に保つために、水分を多く
取り込んでしまいます。なるべく、料理を
作るときは、塩分は控えめに。かつお節や
桜えび、塩昆布など、旨みのある食材を使
って満足感のある料理に仕上げましょう。

Point ⑥

鶏むね肉は火入れが命

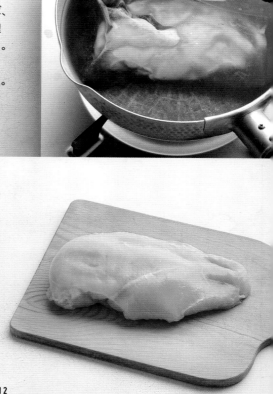

高たんぱく、低脂質の食材の代表といえば、
鶏むね肉。ただ、脂質が少ないため、調理
法を間違えるとパサパサでかたくなりがち。
油不使用でプルプル、しっとりしたやわら
かさにするには、火入れがとにかく命です。
本書で紹介している鶏むね肉レシピを参考
にぜひ、作ってみてください。

Point ⑦

肉の脂は取り除く

きれいにやせるために重要になってくるの
が、質の良い油をとるということ。質の良
い油というのは、不飽和脂肪酸であるDHA
やEPAなどのオメガ3系脂肪酸。肉の脂は
飽和脂肪酸で、動脈硬化などを引き起こす
など、あまり良い脂ではありません。肉の
脂や鶏肉の皮は、取り除きましょう。

12

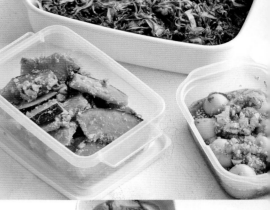

Point (8)

作りおきを活用する

彩りの良い料理を並べて食べることが、きれいにやせるために必要です。でも、毎日続けるのは面倒くさいと思う人も。おすすめなのは、作りおきを活用するということ。本書で紹介しているおかずは作りおきできるものが多く、倍量などで多めに作って組み合わせて食べるのがおすすめです。

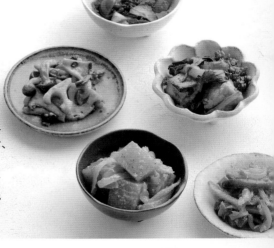

Point (9)

豆皿を多用して満足度アップ

ダイエットをしているときに感じる物足りなさは、豆皿使いで解消しましょう。豆皿に一品ずつ彩りの良いおかずを盛り合わせ、食卓に並べるだけで、満足度が違います。メインのおかずは中皿に盛りつけ、副菜を豆皿に盛りつけるのがコツ。豆皿の形や色を揃えると統一感が出るのでおすすめ。

Point (10)

料理嫌いでもとにかく楽しむ努力をする

楽しむことからひとつずつ始めて、心も体も健康になる食事を目指しましょう

料理嫌いでも、料理を楽しむ努力をしてみましょう。自分の好きな器を揃える、かわいいキッチン道具を揃えるなど、料理を楽しめる環境づくりをしてみませんか？　そして、料理は自分ができそうなものからチャレンジすればOK！　難しく考えず、料理を楽しんで作るところから始めましょう。

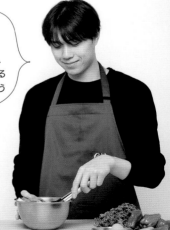

ほったらかしで栄養価アップ!
寝かせ酵素玄米のすすめ

僕がいつも作っている寝かせ酵素玄米の作り方を紹介します。
炊飯器があれば、誰でも作れるので、ぜひ挑戦してみてください。

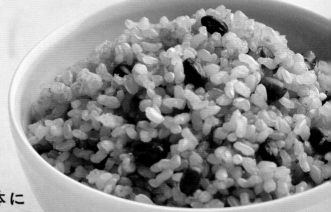

むくみを改善し、
アンチエイジング
にも効果的!
さらに太りにくい体に

酵素玄米は体に良いとよく聞くけれど、
作り方を知らないという人も多いはず。
作り方は本当に簡単。玄米とあずき、
水と塩を炊飯器に入れて普通モードで
炊き、3日ほど保温しながら寝かせて、
熟成させるだけ。ポイントは3日ほ
ど寝かせること。それによって、酵素
の働きが活性化し、ビタミン、ミネラ
ル、アミノ酸、食物繊維、GABAなど
の栄養価がアップすると言われていま
す。むくみの改善やアンチエイジング
に効果的など、ダイエットにうれしい
ことばかり。やさしい甘みともっちり
とした食感がおいしいので、少量でも
満足感を得られます。

冷蔵 3日

材料（3合分）

発芽玄米…3合
あずき…30g
塩…小さじ1弱

調理器具

・ボウル
・泡立て器

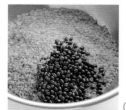

(a)

作り方

1. ボウルに発芽玄米、あずきを入れ(a)、泡立て器で玄米の表面に傷をつけるようにしてとぐ(b)。

2. 1時間ほど浸水させ(c)、水をきる。

3. 炊飯器の内釜に②、塩を入れ(d)、分量の目盛りの0.5合分上まで水を注ぎ入れたら、普通モードで炊く。

4. 炊き上がったら軽く混ぜ(e)、表面にラップをかけて(f)3日ほど保温のまま寝かせる。

5. できあがったら小分けにしてラップなどで包み、冷蔵保存する。

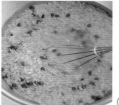

(b)

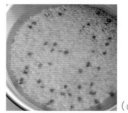

(c)

memo

通常の玄米を使用するときは、24時間以上浸水させて発芽させましょう。その点、発芽玄米は浸水の時間を短縮できます。

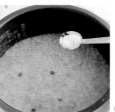

(d)

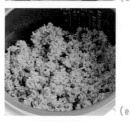

(e)

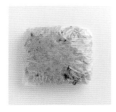

冷凍しておくと
便利！

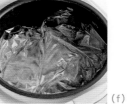

(f)

献立の組み合わせ方のコツ

きれいにやせるために必要な食材と栄養のこと、料理のポイントを
理解したら、献立の組み合わせ方のコツを押さえましょう。

「まごわやさしい」を意識して組み合わせる

健康的な食事を考えるときに耳にするのが「まごわやさしい」という合言葉。これは、バランスの良い食事をするために取り入れたい日本の伝統的な食材の頭文字を並べたもの。この7品目を毎日の食事に取り入れることを意識すれば、難し

く考えずに栄養バランスがとれた食生活を送ることができて、効率良く健康的にやせることにつながります。「まごわやさしい」の食材はどれも低脂質でビタミン、ミネラルが豊富なので、献立の基本として覚えておくのがおすすめです。

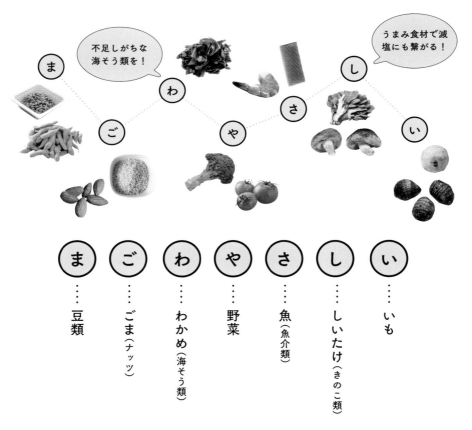

ま … 豆類

ご … ごま（ナッツ）

わ … わかめ（海そう類）

や … 野菜

さ … 魚（魚介類）

し … しいたけ（きのこ類）

い … いも

バランス良く
たんぱく質を摂取する

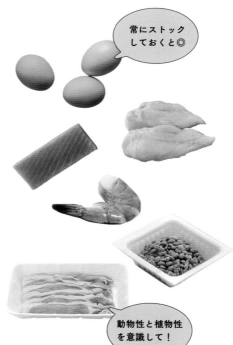

常にストック
しておくと◎

きれいにやせるために、いちばん意識してほしいのが良質なたんぱく質。たんぱく質量は、体重50kgの人なら約50gというように自分の体重を目安に。肉、卵、魚介、牛乳・乳製品に含まれる動物性たんぱく質は食べすぎに注意し、野菜、大豆・豆類、ナッツ、穀類に含まれる植物性たんぱく質をバランス良く摂取しましょう。

動物性と植物性
を意識して！

赤の副菜

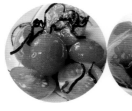
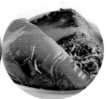

黄の副菜

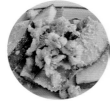
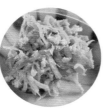

緑の副菜

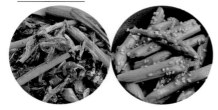

「赤・黄・緑」
3色の法則を押さえる

料理は味わうものですが、それは舌だけではありません。五感、とくに「視覚的要素」は大きいと言えます。赤、黄、緑のビタミンカラーを盛り込むことで、見た目も美しい献立ができあがります。これらはβ-カロテン、ビタミンCなどの抗酸化ビタミンが豊富なので、美肌、アンチエイジングにも効果的できれいにやせられます。

Part

1

高たんぱく・低糖質・ボリュームたっぷり

メインおかず

高たんぱくで低糖質、さらにリーズナブルな
鶏むね肉をメインにご紹介します。
ダイエットにも、運動後にも大事な栄養を
しっかり取り入れましょう。

鶏むね肉でしっかりたんぱく質を取り入れて！

鶏ハムのねぎ塩ダレ

材料（2〜3人分）

鶏むね肉（皮を取り除いてフォークなどで
　数カ所穴をあける）…300ｇ
酒…大さじ1
塩…小さじ1弱
ねぎ塩ダレ（p.56）…適量

作り方

① ファスナーつき保存袋に鶏肉、酒、塩を
　入れてよく揉み込み、袋の空気を抜いて
　口を閉じ、常温で15分ほどおく（a）。

② 鍋にたっぷりの湯を沸かし、①を入れて
　火を止め（b）、蓋をして45〜60分おく。

③ 食べやすい大きさに切って（c）器に盛り、
　ねぎ塩ダレをかけ、好みで糸唐辛子をの
　せる。

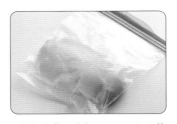

（a）保存袋の空気はしっかりと抜
き、密封する。

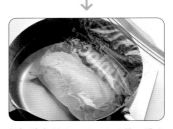

（b）鶏肉がすべてつかる量の湯を
沸かす。

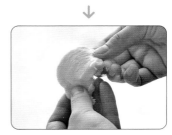

（c）鍋や鶏肉の大きさによって保
温調理の時間は調節する。

> **memo**
>
> 保存袋の空気はしっかりと抜き、鶏肉すべてがつかるくらいのたっぷ
> りの湯を沸かしましょう。鶏肉が大きい場合は、時間を長めにおき、
> 火の通りに気をつけましょう（中心温度75℃で1分以上加熱する）。

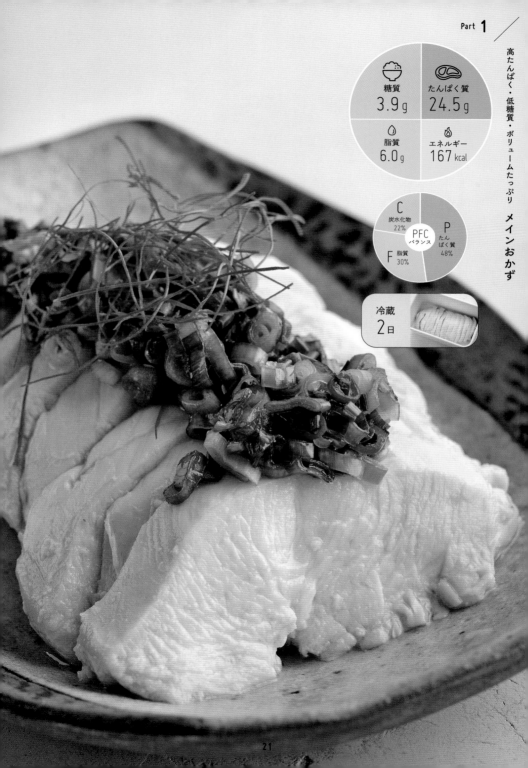

高たんぱく・低糖質・ボリュームたっぷり **メインおかず**

糖質	たんぱく質
3.9 g	24.5 g

脂質	エネルギー
6.0 g	167 kcal

PFC バランス

C 炭水化物 22%
P たんぱく質 48%
F 脂質 30%

冷蔵
2日

しっとり鶏ハムの味変！タレバリエ

鶏ハムにアレンジソースをかければ、バリエーションがグッと広がります。
ゆでた鶏ささみや、野菜をディップするのもおすすめ。
作り方は、それぞれすべての材料を混ぜ合わせてください。

韓国風ピリ辛にらダレ

材料（作りやすい分量）

にら（小口切り）…25 g
コチュジャン・しょうゆ…各大さじ 2
白いりごま…大さじ½
すりおろしにんにく・砂糖
　…各小さじ 1

ハニーマスタードダレ

材料（作りやすい分量）

粒マスタード・マヨネーズ
　…各大さじ 2
はちみつ…大さじ 1
しょうゆ…小さじ 2

白ねぎ塩ダレ

材料（作りやすい分量）

長ねぎ（みじん切り）…½本分
白だし…大さじ 1
ごま油…大さじ½〜 1
すりおろしにんにく・
　鶏がらスープの素・砂糖…各小さじ 1

よだれ鶏ダレ

材料（作りやすい分量）

小ねぎ（小口切り）…¼束分
砂糖・しょうゆ・酢…各大さじ 1
ラー油…小さじ 1 〜 2
すりおろしにんにく…小さじ 1
赤唐辛子（輪切り）…適量

ゆずこしょうポン酢

材料（作りやすい分量）

ポン酢しょうゆ…大さじ 4
ごま油…大さじ 2
砂糖…小さじ 2
ゆずこしょう…小さじ½
小ねぎ（小口切り）…適量

激ウマ！
オーロラソース

材料（作りやすい分量）

トマトケチャップ・マヨネーズ・
　はちみつ…各大さじ 2
すりおろしにんにく…小さじ 2

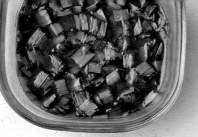

韓国風ピリ辛にらダレ

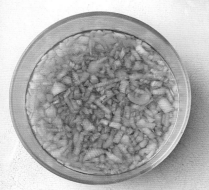

白ねぎ塩ダレ

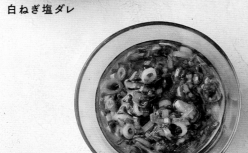

ハニーマスタードダレ

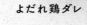

よだれ鶏ダレ

激ウマ！
オーロラソース

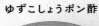

ゆずこしょうポン酢

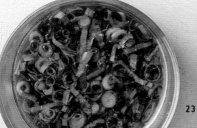

人気 & 定番の
ハーブがおいしい!

ハーブ鶏ハム

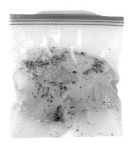

材料（2〜3人分）

鶏むね肉（皮を取り除いてフォークなどで
　数カ所穴をあける）…300 g

Ⓐ
- 酒…大さじ1
- クレイジーソルト（ハーブソルト）…小さじ1
- ローリエ…1枚

作り方

① ファスナー付き保存袋に鶏肉、Ⓐを入れて軽く揉み込み、袋の空気を抜いて口を閉じる。

② 鍋にたっぷりの湯を沸かし、①を入れて火を止め、蓋をして45〜60分おく（p.20参照）。

ピリッとした辛さが
食欲そそる!

旨辛鶏ハム

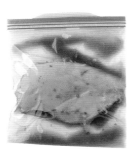

材料（2〜3人分）

鶏むね肉（皮を取り除いてフォークなどで
　数カ所穴をあける）…300 g

Ⓐ
- しょうゆ…大さじ2
- 酢・ごま油…各大さじ1
- 砂糖…小さじ2
- 鶏がらスープの素・豆板醤…各小さじ1
- すりおろしにんにく…小さじ½

作り方

① ファスナー付き保存袋に鶏肉、Ⓐを入れて軽く揉み込み、袋の空気を抜いて口を閉じる。

② 鍋にたっぷりの湯を沸かし、①を入れて火を止め、蓋をして45〜60分おく（p.20参照）。

ごはんとも
相性抜群の味つけで

コンソメ鶏ハム

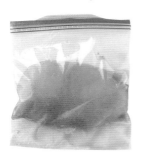

材料（2〜3人分）

鶏むね肉（皮を取り除いてフォークなどで
　数カ所穴をあける）…300 g

Ⓐ
- オリーブオイル…大さじ1
- すりおろしにんにく・砂糖・顆粒コンソメ
　…各小さじ1
- 塩・こしょう…各適量

作り方

① ファスナー付き保存袋に鶏肉、Ⓐを入れて軽く揉み込み、袋の空気を抜いて口を閉じる。

② 鍋にたっぷりの湯を沸かし、①を入れて火を止め、蓋をして45〜60分おく（p.20参照）。

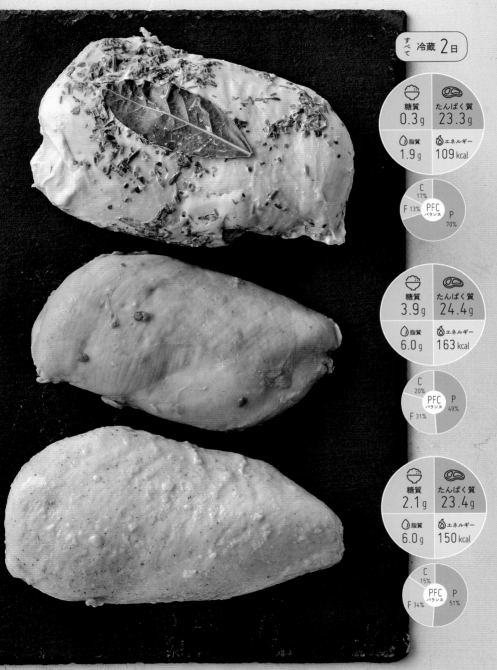

高たんぱく・低糖質・ボリュームたっぷり **メインおかず**

すべて 冷蔵 **2**日

糖質 **0.3**g
たんぱく質 **23.3**g
脂質 **1.9**g
エネルギー **109**kcal

C 17%
F 13%
PFC バランス
P 70%

糖質 **3.9**g
たんぱく質 **24.4**g
脂質 **6.0**g
エネルギー **163**kcal

C 20%
PFC バランス
P 49%
F 31%

糖質 **2.1**g
たんぱく質 **23.4**g
脂質 **6.0**g
エネルギー **150**kcal

C 15%
PFC バランス
P 51%
F 34%

おかずにも、おつまみにも最高！

鶏むね肉のチャーシュー

材料（2～3人分）

鶏むね肉（皮を取り除いてフォークなどで
　数カ所穴をあける）…300ｇ

A
- しょうゆ…大さじ4
- 砂糖…大さじ2～3
- 酒・みりん…各大さじ2
- 酢…大さじ½
- すりおろしにんにく・
　すりおろししょうが…各小さじ1

ゆで卵・糸唐辛子…各適量

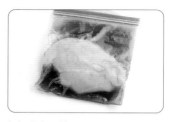

（a）空気を抜いて口を閉じてから、
平らにするのがコツ。

↓

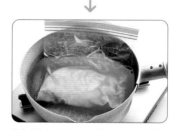

（b）鶏肉がすべて湯につかる量の
湯を沸かす。

↓

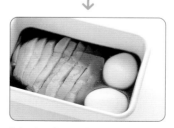

（c）ゆで卵はときどき上下を返す
ときれいに色づいて◎。

作り方

1. ファスナー付き保存袋に鶏肉、Ⓐを入れて軽く揉み込み、袋の空気を抜いて口を閉じる（a）。

2. 鍋にたっぷりの湯を沸かし、①を入れて火を止め（b）、蓋をして45～60分おく。

3. 食べやすい大きさに切って汁ごと保存容器に入れ、ゆで卵を一緒に漬ける（c）。

4. 器に盛り、糸唐辛子をのせ、半分に切ったゆで卵を添える。

memo

チャーシューに添える以外に、小腹が空いたとき用にゆで卵は多めに
仕込んでおくと◎。食物繊維とビタミンC以外のすべての栄養素を含
む卵は「完全栄養食品」といわれるほどに優れています。

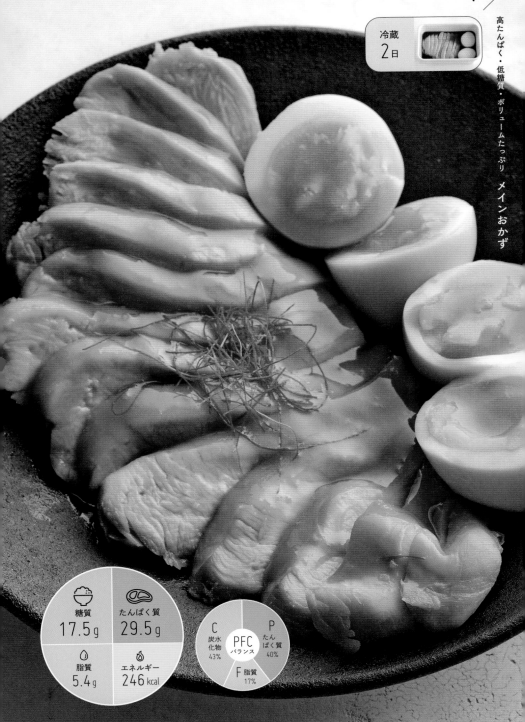

冷蔵
2日

高たんぱく・低糖質・ボリュームたっぷり メインおかず

糖質 **17.5**g	たんぱく質 **29.5**g	
脂質 **5.4**g	エネルギー **246**kcal	

PFC バランス

C 炭水化物 43%

P たんぱく質 40%

F 脂質 17%

マスタードのほどよい酸味とはちみつがあまずっぱくて美味!

鶏むね肉の
ハニーマスタードチキン

材料(2～3人分)

鶏むね肉(皮を取り除いて大きめのひと口大に切る)…300g

塩・こしょう…各適量

片栗粉…大さじ1

Ⓐ ┌ 粒マスタード…大さじ1
  │ しょうゆ・はちみつ…各小さじ2
  └ レモン汁…小さじ1

オリーブオイル…適量

パセリ(みじん切り)…適量

作り方

① 鶏肉は塩、こしょうをふり、片栗粉をまぶす。

② フライパンにオリーブオイルを中火で熱し、①を入れ、焼き色がついたら上下を返して蓋をして、弱火で3～4分蒸し焼きにする。Ⓐを加えて炒め、全体にからめる。

③ 器に盛り、パセリを散らす。

memo

はちみつが入ったやさしい甘さに、マスタードの酸味で食欲そそる一品。鶏肉は片栗粉でコーティングをしてから焼くことで、水分が逃げず、しっとりやわらかく仕上がります。

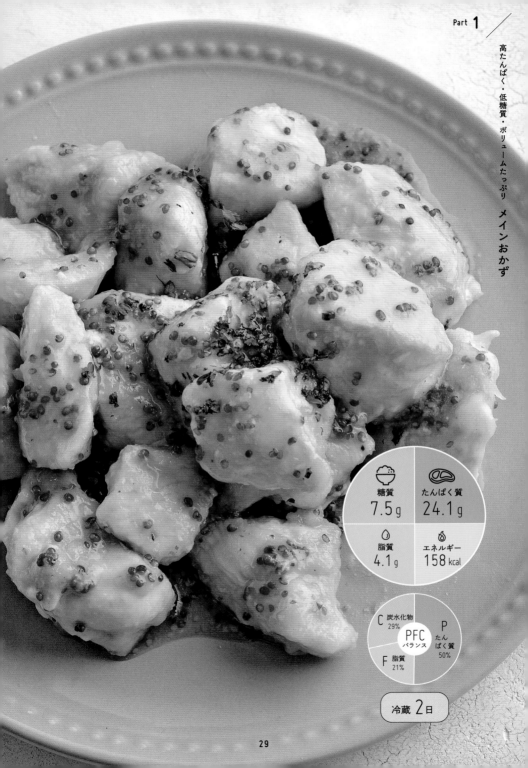

高たんぱく・低糖質・ボリュームたっぷり **メインおかず**

糖質
7.5 g

たんぱく質
24.1 g

脂質
4.1 g

エネルギー
158 kcal

C 炭水化物
29%

PFC
バランス

P
たんぱく質
50%

F 脂質
21%

冷蔵 2日

片栗粉をまぶしてプルンとした食感に

ヤンニョムチキン

材料（2〜3人分）

鶏むね肉（皮を取り除いてフォークなどで
　数カ所穴をあけ、繊維を断つように
　一口大に切る(a)）…300g
塩・こしょう・片栗粉…各適量
┌　酒・コチュジャン…各大さじ2
│　すりおろしにんにく・砂糖・しょうゆ・
Ⓐ　　みりん・トマトケチャップ
│　　…各大さじ1
└　ごま油…小さじ2
ごま油…大さじ1
白いりごま…適量

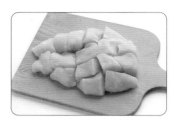

(a) 鶏肉の繊維を断ち切るとやわ
らかい食感。繊維に沿って切ると
食べ応えアップ。

↓

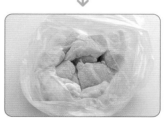

(b) 全体にまんべんなく渡るよう
によく揉み込んで。

↓

作り方

① ポリ袋に鶏肉、塩、こしょう、片栗粉を
　入れてよく揉み込む(b)。
② フライパンにごま油を中火で熱し、①を
　入れ、焼き色がついたら上下を返して蓋
　をして、弱火で2分ほど蒸し焼きにし
　たら(c)、一度取り出す。
③ ②のフライパンにⒶを入れて混ぜ、煮立
　ったら②を戻し入れ、ごまをふって焼き
　からめる。

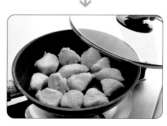

(c) 蓋をして蒸し焼きにする火入
れをマスターしましょう。

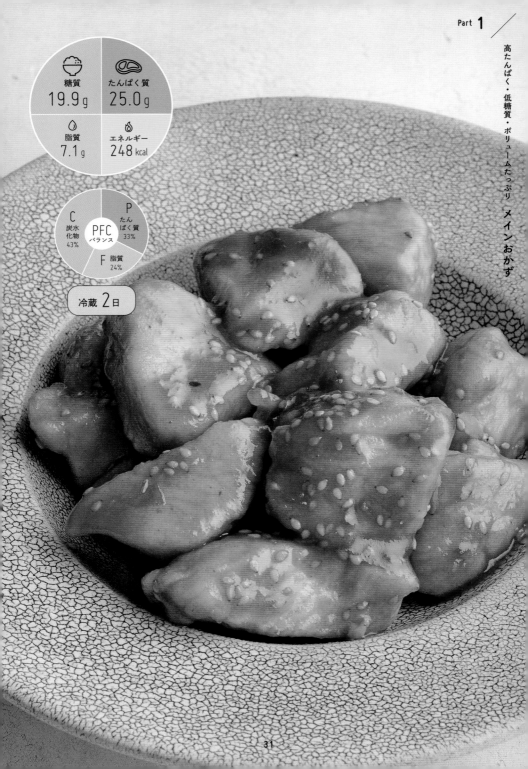

高たんぱく・低糖質・ボリュームたっぷり **メインおかず**

糖質 **19.9**g	たんぱく質 **25.0**g
脂質 **7.1**g	エネルギー **248**kcal

C 炭水化物 43%
PFC バランス
P たんぱく質 33%
F 脂質 24%

冷蔵 **2**日

マヨネーズでこってりとした味わいを楽しんで！

ヘルシー鶏マヨ

材料（2～3人分）

鶏むね肉（皮を取り除いて
　フォークなどで数カ所穴をあけ、
　一口大に切る）…300ｇ

A ⎰
　片栗粉・マヨネーズ…各大さじ1
　酒・しょうゆ…各大さじ½
　すりおろしにんにく…小さじ1
　すりおろししょうが…小さじ½

B ⎰
　マヨネーズ…大さじ2
　トマトケチャップ…大さじ1
　砂糖…小さじ2
　酢…小さじ1
　塩・こしょう…各少々

オリーブオイル…大さじ1
パセリ（みじん切り）…適量

作り方

1. ポリ袋に鶏肉、Aを入れて揉み込み、30分ほどおく。
2. フライパンにオリーブオイルを中火で熱し、①を入れ、焼き色がつくまで焼く。上下を返して蓋をして、弱火で3分ほど蒸し焼きにする。
3. ボウルにBを入れて混ぜ、②を加えてからめる。
4. 器に盛り、パセリを散らす。

memo

マヨネーズは脂質は多いものの、糖質は少ないので、使いすぎに注意すれば味のバリエーションが増えます。また、冷めてもおいしいので、お弁当のおかずにもぴったりです。

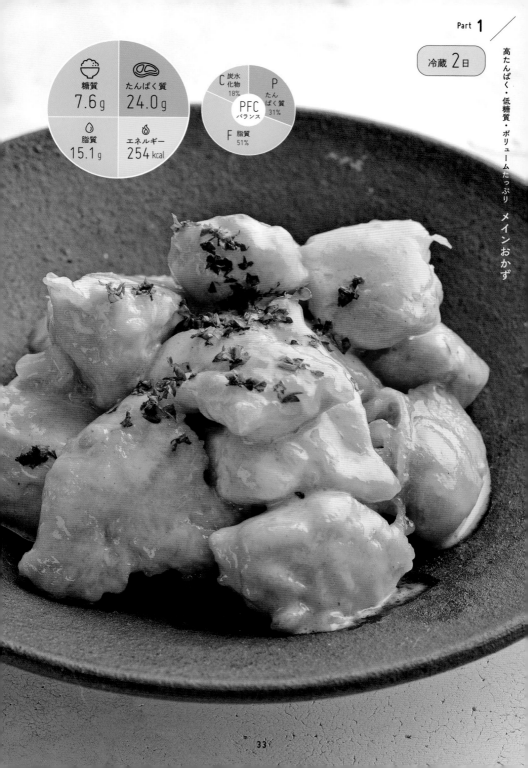

糖質 **7.6**g

たんぱく質 **24.0**g

脂質 **15.1**g

エネルギー **254**kcal

炭水化物 18%　P たんぱく質 31%　PFC バランス　F 脂質 51%

鶏肉と卵のダブルたんぱく質で大満足！

ふわとろ卵の鶏チリ

材料（2〜3人分）

鶏むね肉（皮を取り除いて
　フォークなどで数カ所穴をあけ、
　5mm〜1cm幅のそぎ切りにする）
　…300〜350g
溶き卵…2個分
塩・こしょう…各少々
片栗粉…大さじ2

Ⓐ すりおろししょうが・
　すりおろしにんにく・豆板醤
　…各小さじ1

Ⓑ 長ねぎ（みじん切り）…½本分
　水・トマトケチャップ…各大さじ3
　酒…大さじ1と½
　しょうゆ…大さじ1
　砂糖…小さじ1と½〜2
　鶏がらスープの素…小さじ1

ごま油…大さじ2
小ねぎ（小口切り）…適量

作り方

① ポリ袋に鶏肉、塩、こしょう、片栗粉を入れて全体になじませる。

② フライパンにごま油、Ⓐを入れて中火で熱し、香りが出たら①を入れて
焼く。片面に焼き色がついたら上下を返して蓋をして、弱火で2分ほど
蒸し焼きにする。

③ ②に混ぜ合わせたⒷを加えて炒め、汁けが少なくなったら溶き卵を流し
入れる。ふちのほうが固まってきたら全体を混ぜ合わせる。

④ 器に盛り、小ねぎを散らす。

memo

片栗粉でコーティングして、鶏肉をやわらかく焼いたら、最後に溶き卵を加えて、
ふわふわ卵の食感を楽しんで。ふちが固まってくるまで我慢するのがコツ。すぐ
に炒め合わせると卵に火が通りすぎてパサパサとした食感になってしまいます。

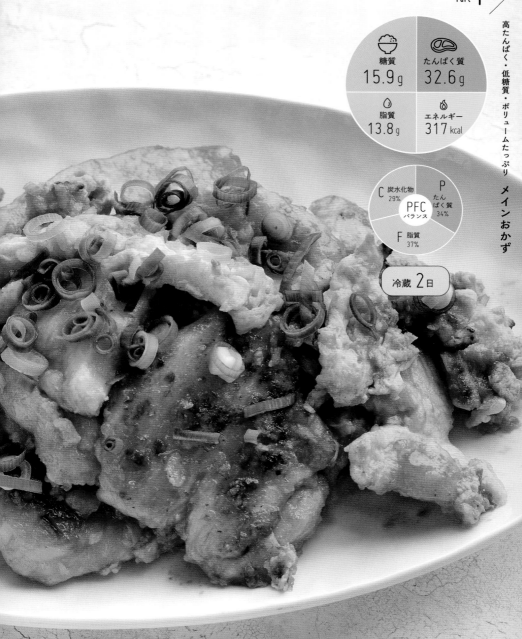

糖質 **15.9**g	たんぱく質 **32.6**g
脂質 **13.8**g	エネルギー **317**kcal

PFC バランス
炭水化物 C 29%
P たんぱく質 34%
F 脂質 37%

冷蔵 **2**日

高たんぱく・低糖質・ボリュームたっぷり **メインおかず**

食べ応え満点！ 青のりは多いくらいが美味

鶏むね肉の磯辺焼き

材料（2～3人分）

鶏むね肉（皮を取り除いてフォークなどで
　　数カ所穴をあけ、5mm～1cm幅のそぎ
　　切りにする (a)）…300g

(A)
- 片栗粉…大さじ2
- めんつゆ（4倍濃縮）・マヨネーズ
　　…各大さじ1
- 酒…大さじ½
- 塩…小さじ¼
- 粗びき黒こしょう…少々
- 青のり…適量

ごま油…大さじ1

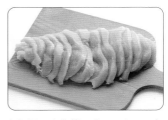

(a) 厚みを均等にすることで、加熱のムラが抑えられます。

↓

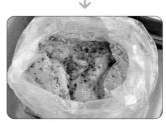

(b) ポリ袋に入れて揉み込むだけだから、洗い物も少なくてうれしい！

作り方

1　ポリ袋に鶏肉、(A)を入れてよく揉み込み、15分ほどおく (b)。

2　フライパンにごま油を中火で熱し、①を入れて焼く。片面に焼き色がついたら上下を返して蓋をして、弱火で2分ほど蒸し焼きにする。

memo

青のりにはミネラルが豊富で、なかでもむくみの予防効果があるカリウムや、腸内環境をととのえる食物繊維が豊富に含まれます。味つけにはもちろん、ふりかけにプラスしたり、炒め物にパラッと加えるなど、こまめに取り入れて。

高たんぱく・低糖質・ボリュームたっぷり **メインおかず**

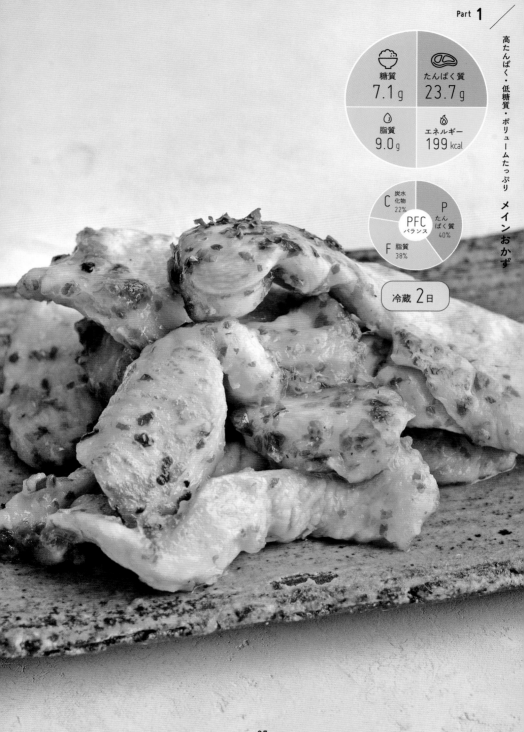

糖質	たんぱく質
7.1 g	23.7 g

脂質	エネルギー
9.0 g	199 kcal

PFC
バランス

C 炭水化物 22%
P たんぱく質 40%
F 脂質 38%

冷蔵 2日

37

彩りがきれいな中華風おかず！

鶏むね肉のチンジャオロースー

材料（2〜3人分）

鶏むね肉（皮を取り除いて、5mm幅のそぎ切りにする）…300g

Ⓐ 片栗粉・酒・しょうゆ…各小さじ1$\frac{1}{2}$〜2

ピーマン（5mm幅の細切り）…2個分

パプリカ（赤・黄／5mm幅の細切り）…各$\frac{1}{2}$個分

たけのこ（水煮／5mm幅の細切り）…1袋分（100g）

エリンギ（5mm幅の細切り）… 2〜3本分（100g）

塩・こしょう…各適量

Ⓑ 酒・みりん・オイスターソース…各大さじ1$\frac{1}{2}$
砂糖…小さじ2
しょうゆ…小さじ1〜2

ごま油…適量

卵黄…1個分

作り方

① ポリ袋に鶏肉、Ⓐを入れてよく揉み込み、10分ほどおく。

② フライパンにごま油を中火で熱し、ピーマンとパプリカを入れて炒める。油が回ったら、塩、こしょうをふり、一度取り出す。

③ フライパンをさっと拭き、①を並べ入れて中火で焼く。焼き色がついたら上下を返し、火が通ったらたけのこ、エリンギを加えて炒める。②を戻し入れてⒷを加え、全体にからめる。

④ 器に盛り、中央にくぼみを作って卵黄をのせる。

memo

お店で食べるチンジャオロースーは牛肉が定番。これを鶏むね肉に置き換えることで、高たんぱく＆低脂質に。エリンギを加えることで食物繊維、ビタミンDなどの栄養素がプラスでき、ダイエット中にも、育ち盛りの子どもたちにも必要な栄養がバランス良く取り入れられます。

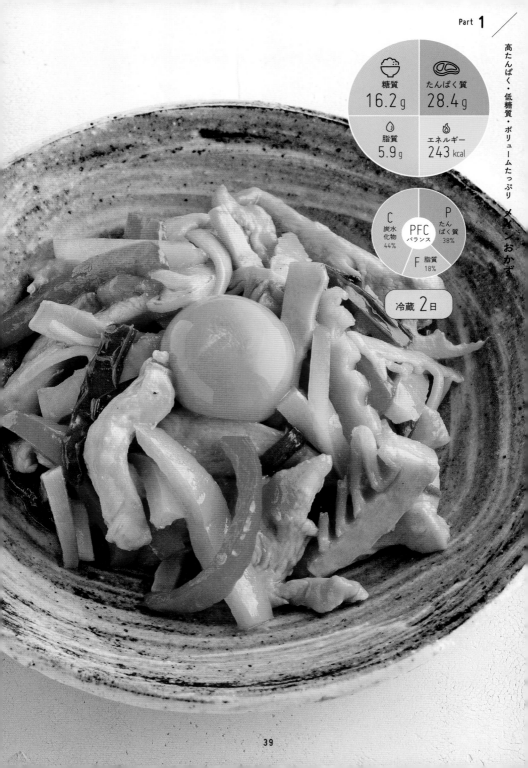

糖質
16.2 g

たんぱく質
28.4 g

脂質
5.9 g

エネルギー
243 kcal

C
炭水
化物
44%

PFC
バランス

P
たん
ぱく質
38%

F 脂質
18%

冷蔵 **2**日

とにかくガッツリ食べたいときはコレ!

鶏むね肉の照り焼き

材料（2〜3人分）

鶏むね肉（皮を取り除いて、厚さを均等にし、包丁の背で叩く）
　…300 g
片栗粉…大さじ 1
Ⓐ 酒・しょうゆ・みりん…各大さじ 2
　砂糖…大さじ 1
オリーブオイル…大さじ 1
サニーレタス・ミニトマト・レモン（くし形切り）…各適量

作り方

1. 鶏肉は片栗粉をまぶす。
2. フライパンにオリーブオイルを中火で熱し、①を入れて 3 分ほど焼く。焼き色がついたら上下を返して蓋をして、弱火で 5 分ほど蒸し焼きにする。火を止めて 1 分ほどおき、食べやすい大きさに切り、器に盛る。
3. フライパンに混ぜ合わせたⒶを加えて煮詰める。
4. ②に③をかけ、サニーレタス、ミニトマト、レモンを添える。

> **memo**
>
> 見た目のインパクトが満足度を高めてくれる一品。タレは水溶き片栗粉を加えていないので、さらっとしていてくどくなく、飽きずに食べられます。添え野菜は、せん切りキャベツやゆでたブロッコリーなどもおすすめです。

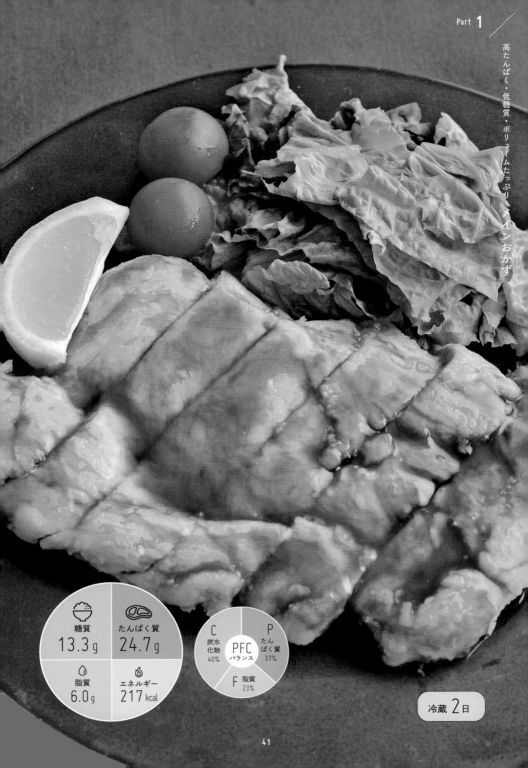

糖質
13.3 g

たんぱく質
24.7 g

脂質
6.0 g

エネルギー
217 kcal

C
炭水化物
40%

P
たんぱく質
37%

PFC
バランス

F 脂質
23%

冷蔵 **2**日

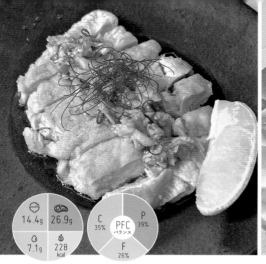

14.4g　26.9g

C 35%　PFC バランス　P 39%

7.1g　228 kcal　F 26%

中はしっとり、外はサクサク！

麻薬鶏

材料（2〜3人分）

鶏むね肉（皮を取り除いてフォークなどで
　数カ所穴をあけ、厚さを均等にし、包丁
　の背で叩き、片栗粉大さじ1をまぶす）
　…300 g

> 玉ねぎ（みじん切り）…¼個分
> 長ねぎ（みじん切り）…¼本分
> 水・しょうゆ…各100mℓ
Ⓐ 砂糖…大さじ3
> 白いりごま・赤唐辛子（輪切り）
> 　…各大さじ1
> 鶏がらスープの素…小さじ2

オリーブオイル…大さじ1
糸唐辛子・レモン（くし形切り）…各適量

作り方

① フライパンにオリーブオイルを中火で
熱し、鶏肉を入れて3分ほど焼く。焼
き色がついたら上下を返して蓋をして、
弱火で5分ほど蒸し焼きにする。火を
止めて1分ほどおき、食べやすい大き
さに切る。

② 器に盛り、混ぜ合わせたⒶをかけ、糸
唐辛子をのせ、レモンを添える。

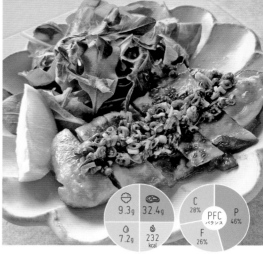

9.3g　32.4g

C 28%　PFC バランス　P 46%

7.2g　232 kcal　F 26%

レモンを搾って爽やかな一品に！

炭火焼き風チキンのねぎソース

材料（2〜3人分）

鶏むね肉（皮を取り除いて厚さを均等にし、
　包丁の背で叩く）…400 g

> 片栗粉…大さじ1
Ⓐ 酒・しょうゆ・みりん…各小さじ2
> 砂糖…小さじ¾

> 長ねぎ（みじん切り）…½本分
> しょうゆ…大さじ1
Ⓑ 砂糖・酢…各大さじ½
> すりおろしにんにく・すりおろし
> 　しょうが・ごま油…各小さじ½

ごま油…大さじ1
ベビーリーフ・レモン（くし形切り）…各適量

作り方

① ポリ袋に鶏肉、Ⓐを入れてよく揉み込
み、常温で15分ほどおく。

② フライパンにごま油を中火で熱し、①
を入れて焼く。焼き色がついたら上下
を返して蓋をして、弱火で3分ほど蒸
し焼きにし、食べやすい大きさに切る。

③ 器に盛り、混ぜ合わせたⒷをかけ、ベ
ビーリーフ、レモンを添える。

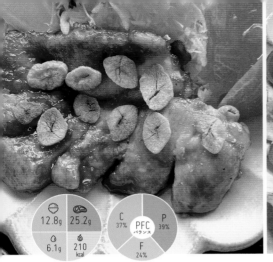

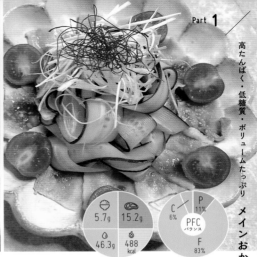

| 12.8g | 25.2g | C 37% | PFC バランス | P 39% |
| 6.1g | 210 kcal | | F 24% | |

| 5.7g | 15.2g | C 6% | PFC バランス | P 11% |
| 46.3g | 488 kcal | | F 83% | |

高たんぱくな鶏むね肉で、食べ応え満点！

鶏テキ

材料（2〜3人分）

鶏むね肉（皮を取り除いて厚さを半分にし、3cm幅の切り込みを入れ、ポリ袋に🅐とともに入れて揉み込む）…300g

🅐 片栗粉・酒…各大さじ1
　　塩・こしょう…各少々

にんにく（薄切り）…1〜2かけ分

🅑 砂糖…大さじ1½
　　しょうゆ・トマトケチャップ・ウスターソース…各大さじ1

オリーブオイル…大さじ1
カット野菜・レモン（くし形切り）…各適量

作り方

① フライパンにオリーブオイル、にんにくを中火で熱し、香りが出たらにんにくを取り出す。

② 鶏肉を入れて焼き、焼き色がついたら上下を返して蓋をして、弱火で3分ほど蒸し焼きにし、混ぜ合わせた🅑を加えて煮からめる。

③ 器に盛り、①をのせ、②のタレをかけ、カット野菜、レモンを添える。

旨辛いソースで食欲増進！

雲白肉（ウンバイロウ）

材料（2人分）

豚バラ肉（ゆでて食べやすい大きさに切る）…200g

きゅうり（塩適量で板ずりして、ピーラーで縦に薄切りにする）…1本分

🅐 しょうゆ・酢・ごま油…各大さじ1
　　砂糖…小さじ1
　　豆板醤…小さじ½

白髪ねぎ…⅓本分
ミニトマト（半分に切る）…3個分
糸唐辛子…適量

作り方

器に豚肉を円形に並べ、きゅうりを高さを出すようにして盛る。白髪ねぎ、糸唐辛子をのせ、ミニトマトをまわりに並べ、混ぜ合わせた🅐を回しかける。

青じその香りがアクセント！　卵白でふわっとした仕上がり

青じそ鶏つくね

材料（2～3人分）

鶏むねひき肉…200g

長ねぎ（みじん切り）…½本分

青じそ…10枚

Ⓐ
- 青じそ（みじん切り）…4枚分
- 卵白…1個分
- 酒…大さじ1
- すりおろししょうが…小さじ½

Ⓑ
- 酒・しょうゆ・みりん…各大さじ1
- 砂糖…大さじ½

ごま油…大さじ½

卵黄…適量

作り方

① ボウルにひき肉、長ねぎ、Ⓐを入れて粘りが出るまでよく混ぜ合わせ、10等分してそれぞれを青じそで包む。

② フライパンにごま油を弱めの中火で熱し、①を並べ入れて3分ほど焼き、上下を返して蓋をして、弱火で5分ほど蒸し焼きにする。Ⓑを加え、汁けが少なくなるまで上下を返しながら煮からめる。

③ 器に盛り、卵黄を添える。

memo

鶏ひき肉は、たんぱく質がしっかりとれることはもちろん、消化がよいのが特徴。子どもはスポーツの試合などの日のお弁当のおかずに、大人は夜のおつまみにもおすすめです。

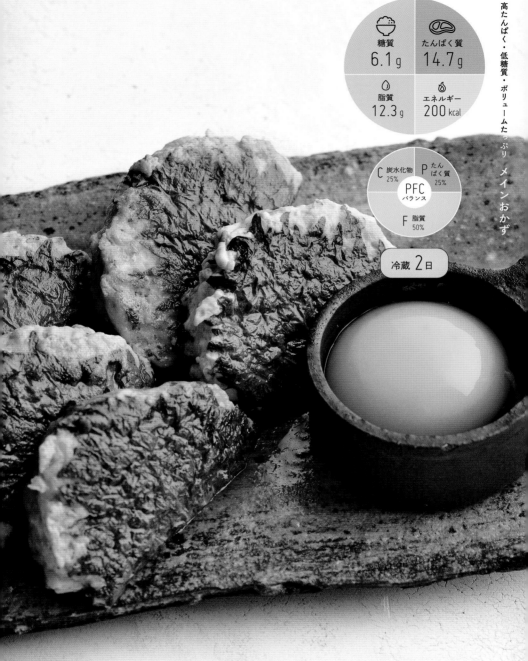

Part **1**

高たんぱく・低糖質・ボリュームたっぷり　メインおかず

糖質	たんぱく質
6.1 g	**14.7** g
脂質	エネルギー
12.3 g	**200** kcal

C 炭水化物 25%
P たんぱく質 25%
PFC バランス
F 脂質 50%

冷蔵 **2**日

しょうががキリッときいて美味！

豚肉となすの
とろみしょうが焼き

材料（2～3人分）

豚ロース薄切り肉（半分の長さに切り、包丁の背で叩く）
　…200～300g
なす（横半分に切り、さらに縦4等分に切る）…2～3本分

Ⓐ
- すりおろしにんにく・すりおろししょうが…各1かけ分
- 酒・しょうゆ…各大さじ2
- みりん…大さじ1
- 塩・こしょう…各少々

ごま油…大さじ1
小ねぎ（小口切り）…適量

作り方

（1）ポリ袋に豚肉、Ⓐを入れてよく揉み込み、常温で15分ほどおく。

（2）フライパンにごま油を中火で熱し、なすを入れて炒める。しんなりしたら一度取り出す。

（3）②のフライパンに①を入れ、中火で火が通るまで焼き、②を戻し入れて炒め合わせる。

（4）器に盛り、小ねぎを散らす。

memo

豚肉を包丁の背で叩くことで、焼いたときの縮みを防ぎます。すりおろしにんにく、すりおろししょうがはチューブでもOK。その場合、1かけ分は4～5cmを目安に入れてください。

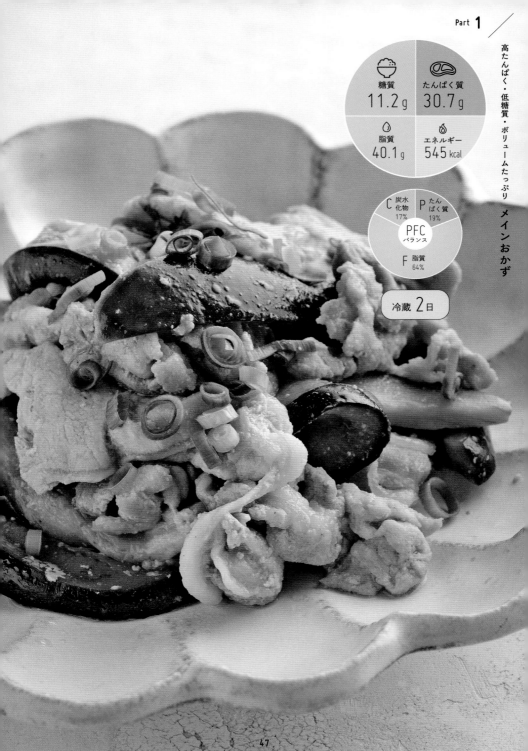

高たんぱく・低糖質・ボリュームたっぷり **メインおかず**

🍚 糖質 **11.2** g	🥩 たんぱく質 **30.7** g
💧 脂質 **40.1** g	🔥 エネルギー **545** kcal

PFC バランス
C 炭水化物 17%
P たんぱく質 19%
F 脂質 64%

冷蔵 **2**日

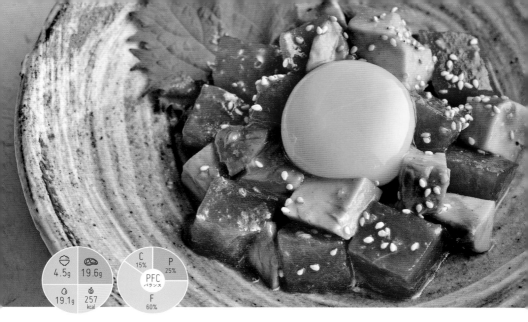

4.5g	19.6g
19.1g	257 kcal

PFC バランス
C 15% / P 25% / F 60%

コチュジャンをきかせた濃いめのタレが◎

まぐろとアボカドのユッケ

材料（2～3人分）

まぐろ（刺身用さく／2㎝角に切る）…200g

アボカド（2㎝角に切る）…1個分

Ⓐ しょうゆ…小さじ4
　 コチュジャン・ごま油…各小さじ2
　 すりおろしにんにく…小さじ¼

青じそ・卵黄・白いりごま…各適量

作り方

① ボウルにⒶを入れて混ぜ、まぐろ、アボカドを加えてあえる。

② 器に青じそを敷き、①を盛り、中央にくぼみを作って卵黄をのせ、白いりごまをふる。

> **memo**
>
> まぐろからはDHAやEPAといった良質な脂はもちろん、たんぱく質もしっかりとれます。また、女性や、運動後に不足しがちな鉄分を含んでいるので、積極的に取り入れたい食材です。まぐろの代わりに刺身用のサーモンやほたて貝柱を使ってもおいしいですよ。

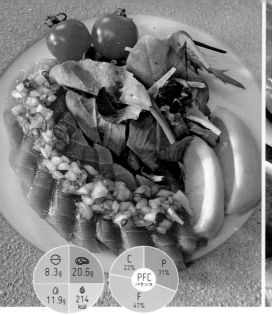

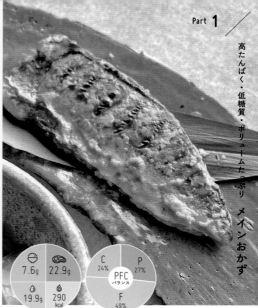

| 🍚 8.3g | 🥩 20.6g | | C 22% | P 31% |
| 💧 11.9g | 🔥 214 kcal | | PFC バランス | F 47% |

| 🍚 7.6g | 🥩 22.9g | | C 24% | P 27% |
| 💧 19.9g | 🔥 290 kcal | | PFC バランス | F 49% |

さっぱりとサラダ感覚で召し上がれ！

まぐろのカルパッチョ

材料（2人分）

まぐろ（刺身用さく／1cm幅に切る）…150g
カルパッチョソース（p.57）・ベビーリーフ
　・ミニトマト・
　レモン（くし形切り）…各適量

作り方

器にまぐろを並べてカルパッチョソースをかけ、ベビーリーフ、ミニトマト、レモンを添える。

青魚で良質な脂をおいしく摂取！

さばの西京風焼き

材料（2人分）

さば（半身）…2枚
Ⓐ みそ…大さじ2
　酒・みりん…各大さじ1
オリーブオイル…小さじ1

作り方

1. 保存袋にさばを入れ、混ぜ合わせたⒶを加えて全体に塗り込み、冷蔵庫に一晩おく。
2. フライパンにオリーブオイルを弱めの中火で熱し、①を皮目を下にして入れ、3分ほど焼く。焼き色がついたら上下を返して蓋をして、2分ほど蒸し焼きにする。

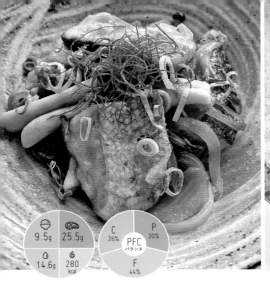

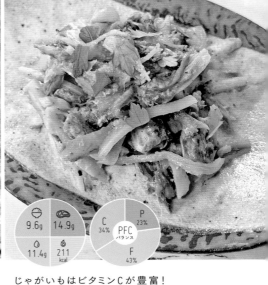

| 9.5g | 25.5g | C 26% | P 30% |
| 14.6g | 280 kcal | PFC バランス | F 44% |

| 9.6g | 14.9g | C 34% | P 23% |
| 11.4g | 211 kcal | PFC バランス | F 43% |

バターじょうゆの香りがたまらない!

鮭ときのこのガリバタじょうゆ

材料(2人分)

生鮭(切り身／一口大に切り、片栗粉大さじ
　1をまぶす)…2切れ分
玉ねぎ(薄切り)…½個分
しめじ(石づきを切り落としてほぐす)
　…1袋分

A
┌ しょうゆ…大さじ1½
│ 酒…大さじ1
│ みりん…小さじ2
│ すりおろしにんにく…小さじ1
└ バター…10g

オリーブオイル…大さじ1

B 小ねぎ(小口切り)・糸唐辛子…各適量

作り方

(1) フライパンにオリーブオイルを中火で
　　熱し、鮭を入れて5分ほど焼き、一度
　　取り出す。

(2) フライパンをさっと拭き、玉ねぎ、し
　　めじを入れて炒め、火が通ったら(1)を
　　戻し入れ、混ぜ合わせたAを加え、全
　　体にからめる。

(3) 器に盛り、Bをのせる。

じゃがいもはビタミンCが豊富!

さばとじゃがいものカレー炒め

材料(2〜3人分)

さば缶(水煮)…1缶
じゃがいも(細切り)…2個分
玉ねぎ(薄切り)…½個分
バター…10〜15g
カレー粉…大さじ2〜3
粗びき黒こしょう…適量

作り方

フライパンにバターを中火で熱し、じゃが
いも、玉ねぎを入れて炒め、しんなりした
らさばを汁ごと加える。汁けが少なくなっ
たらカレー粉を加えて炒め合わせ、粗びき
黒こしょうで味をととのえる。好みでちぎ
ったイタリアンパセリを散らす。

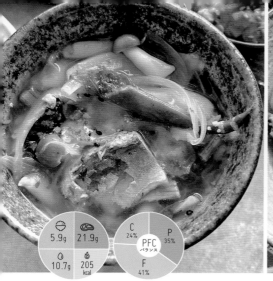

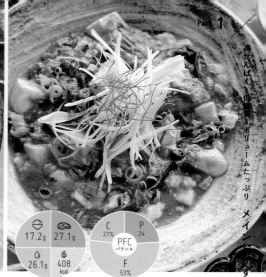

🍚 5.9g	🐟 21.9g	C 24%	P 35%
💧 10.7g	🔥 205 kcal	PFC バランス	F 41%

冷蔵庫に残った端っこ野菜でもOK

さば缶のみそ汁

材料（2人分）

さば缶（水煮）…1缶

玉ねぎ（薄切り）…¼個分

白菜（食べやすい大きさに切る）…2枚分

さやいんげん（食べやすい大きさに切る）・
　しめじ（石づきを切り落としてほぐす）…
　各30g

水…400㎖

みそ…大さじ1½

七味唐辛子…適量

作り方

① 鍋に水、玉ねぎ、白菜、さやいんげん、しめじ、さばを汁ごと入れて軽くほぐし、やわらかくなるまで煮たら、みそを溶き入れる。

② 器に盛り、七味唐辛子をふる。

🍚 17.2g	🐟 27.1g	C 23%	P 24
💧 26.1g	🔥 408 kcal	PFC バランス	F 53%

さばの脂とみそのコクが後引くうまさ！

さば缶の麻婆豆腐

材料（2人分）

さば缶（みそ煮）…1缶

絹ごし豆腐（ペーパータオルに包んで
　水けをきり2㎝角に切る）…1丁分（300〜400g）

長ねぎ（みじん切り）…½本分

にら（3㎝長さに切る）…⅓束分

水…200㎖

水溶き片栗粉…大さじ1（水小さじ2＋片栗粉小さじ1）

Ⓐ すりおろししょうが・豆板醤…各小さじ2
　すりおろしにんにく・しょうゆ・
　甜麺醤（テンメンジャン）…各小さじ1

ごま油…大さじ1

Ⓑ 小ねぎ（小口切り）・白髪ねぎ・糸唐辛子
　…各適量

作り方

① フライパンにごま油を中火で熱し、長ねぎ、にらを入れて炒める。しんなりしたら水、Ⓐを加えて煮立たせる。

② ①にさばを缶汁ごと加えてほぐし、豆腐を加えて混ぜ合わせ、中火で3分ほど煮る。水溶き片栗粉を加えて混ぜる。

③ 器に盛り、Ⓑをのせる。

定番の味つけを覚えれば、アレンジ

ヤンニョム味

酒・コチュジャン
　…各大さじ2
すりおろしにんにく・
　砂糖・しょうゆ・みりん・
　トマトケチャップ
　…各大さじ1
ごま油…小さじ2

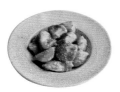

ヤンニョムチキン →P30

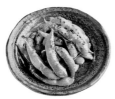

ヤンニョム枝豆 →P63

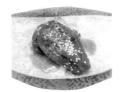

ヤンニョムピーマン →P73

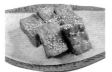

ヤンニョム厚揚げ →P77

照り焼き味

酒・しょうゆ・みりん
　…各大さじ2
砂糖…大さじ1

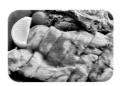

鶏むね肉の照り焼き →P40

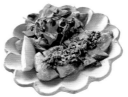

炭火焼き風チキンのねぎソース
→P42（アレンジ）

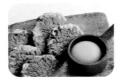

青じそ鶏つくね
→P44（アレンジ）

ペペロン味

すりおろしにんにく
　…小さじ2
赤唐辛子…適量

アスパラの
ペペロン炒め
↓
P
61

枝豆とれんこんの
ペペロン炒め
↓
P
63

なすのペペたま
↓
P
70

えのきの
ペペロンチーノ
↓
P
75

しらたきペペロン
↓
P
95

無限大！

僕がよく作るお気に入りの味つけをご紹介。この割合で覚えておけば、食材を変えるだけでバリエーションが広がります。

塩昆布味

塩昆布…6g
ごま油…小さじ1

ピリ辛味

酢…大さじ½
砂糖・コチュジャン
　…各小さじ1
すりおろしにんにく
　・白いりごま…各適量

ラペ味

酢・オリーブオイル
　…各大さじ2
はちみつ…小さじ2
塩…小さじ¼
こしょう…少々

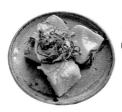
↓P62 アボカドの塩昆布あえ

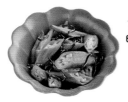
↓P64 オクラの塩昆布あえ

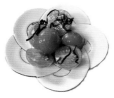
↓P69 ミニトマトの塩昆布あえ

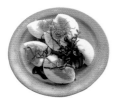
↓P79 ゆで卵の塩昆布あえ

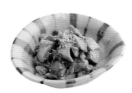
アボカドとツナの
ピリ辛あえ→P62

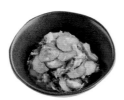
きゅうりとツナの
ピリ辛あえ→P68

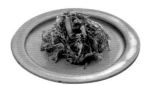
紫キャベツのラペ→P67

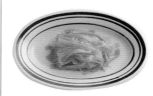
簡単！キャロットラペ→P71

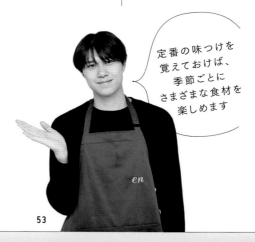
定番の味つけを
覚えておけば、
季節ごとに
さまざまな食材を
楽しめます

Part

2

着まわしおかずで
マンネリ知らず！

作りおき
カスタム
副菜

たんぱく質の吸収を促したり、
健康的な体をつくるためにはバランスのよい食事が大切。
野菜の副菜は作りおきの工夫もして、
彩りの良い食事を楽しみましょう。

肉や野菜にのせるだけで
一品完成！

ねぎ塩ダレ

糖質 **21.5**g	脂質 **25.0**g		冷蔵 **3**日
たんぱく質 **7.5**g	エネルギー **348** kcal		

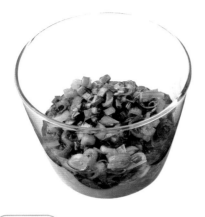

材料（作りやすい分量）

小ねぎ（みじん切り）…2本分

Ⓐ
- すりおろしにんにく…2かけ分
- 白だし…大さじ2
- ごま油…大さじ1〜2
- 砂糖・鶏がらスープの素…各小さじ2
- 赤唐辛子（輪切り）…適量

作り方

保存容器に小ねぎ、Ⓐを入れて混ぜ合わせる。

---

arrange

① ミニトマト

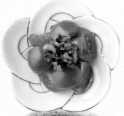

作り方

器に半分に切ったミニトマト6個分を盛り、ねぎ塩ダレ適量をのせる。

---

② なす

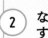
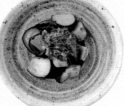

作り方

① フライパンにごま油大さじ1を中火で熱し、乱切りにしたなす1〜2本分を入れてしんなりするまで炒める。

② 器に盛り、ねぎ塩ダレ適量をのせ、糸唐辛子適量をのせる。

---

③ 納豆

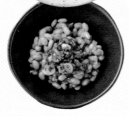

作り方

① 納豆1パックに、添付のタレを入れて混ぜる。

② 器に盛り、ねぎ塩ダレ適量をのせる。

手軽におしゃれな料理に変身!

カルパッチョ
ソース

糖質 21.8 g	脂質 24.6 g
たんぱく質 5.2 g	エネルギー 338 kcal

冷蔵 **3**日

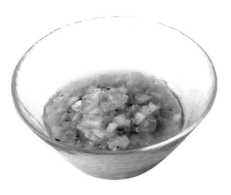

材料（作りやすい分量）

玉ねぎ（みじん切り）…⅓個分

Ⓐ
- しょうゆ…大さじ 3
- オリーブオイル…大さじ 2
- 酢…大さじ 1
- はちみつ…小さじ 2
- 練りからし・赤唐辛子（輪切り）・こしょう…各小さじ½

作り方

保存容器に玉ねぎ、Ⓐを入れて混ぜ合わせる。

`arrange`

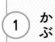
① かぶ

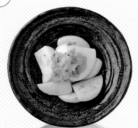

作り方

① フライパンにオリーブオイル大さじ1を中火で熱し、8等分のくし形切りにしたかぶの身1個分を入れて焼き色がつくまで焼く。
② 器に盛り、カルパッチョソース適量をのせる。

---

② ゆで卵

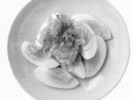

作り方

器にくし形切りにしたゆで卵2個分を盛り、カルパッチョソースと糸唐辛子各適量をのせる。

---

② アボカド

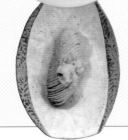

作り方

器に食べやすい大きさに切ったアボカド½個分を盛り、カルパッチョソース適量をのせる。

漬けても、のせても、
罪なおいしさ！

麻薬ダレ

糖質 **93.4**g	脂質 **8.6**g
たんぱく質 **24.0**g	エネルギー **583** kcal

冷蔵 **3**日

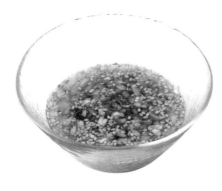

材料（作りやすい分量）

玉ねぎ（みじん切り）…½個分
長ねぎ（みじん切り）…½本分

Ⓐ
水・しょうゆ…各200ml
砂糖…大さじ6
白いりごま・赤唐辛子（輪切り）…各大さじ2
鶏がらスープの素…小さじ4
すりおろしにんにく…小さじ2〜4

作り方

保存容器に玉ねぎ、長ねぎ、Ⓐを入れて混ぜ
合わせる。

arrange

① うずらの卵

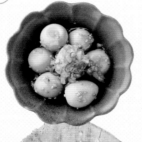

作り方

保存容器にうずらの卵（水煮）15〜20個、
麻薬ダレ適量を入れて一晩漬ける。

② なす

作り方

① フライパンにごま油大さじ1を中火で
熱し、縦半分に切り、皮目に斜め格子
状の切り目を入れたなす1〜2本分を
入れ、焼き目がつくまで焼く。
② 器に盛り、麻薬ダレ適量をのせる。

③ 豆腐

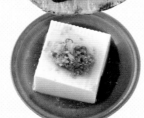

作り方

器に絹ごし豆腐150gを盛り、麻薬ダレ適量
をのせる。

塩昆布の塩けで
味が決まる！

塩昆布ごま油

 糖質 **3.0** g

 脂質 **25.1** g

たんぱく質 **2.4** g

エネルギー **249** kcal

冷蔵
3日

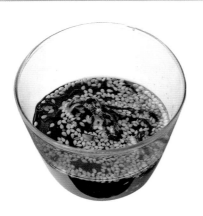

材料（作りやすい分量）

塩昆布…12 g
ごま油…大さじ2
白いりごま…適量

作り方

保存容器に塩昆布、ごま油、ごまを入れて混ぜ合わせる。

---

arrange

1 ミニトマト

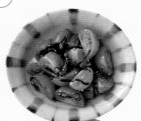

作り方

ボウルに4等分に切ったミニトマト6個分、塩昆布ごま油適量を入れてあえる。

---

2 キャベツ

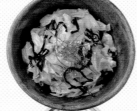

作り方

ボウルに食べやすい大きさにちぎったキャベツ2枚分、塩昆布ごま油適量を入れてあえる。好みで糸唐辛子をのせる。

---

3 パプリカ

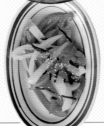

作り方

耐熱ボウルに縦半分に切り、種を取り除き、縦に5mm幅の細切りにしたパプリカを入れ、ふんわりとラップをして電子レンジで3分ほど加熱する。塩昆布ごま油適量を加えてあえる。

青菜はビタミンはもちろん、カルシウムや鉄なども多く、豊富で、しなやかな筋肉をつくるためにも欠かせません。

桜えびでカルシウムと香りをプラス！
ほうれん草と桜えびの中華炒め

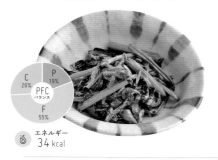

C 26% P 19%
PFC バランス
F 55%

エネルギー
34 kcal

材料（2人分）
ほうれん草
　（3cm長さに切る）
　…½束分
桜えび（乾燥）…2g

しょうゆ…小さじ1
鶏がらスープの素…2g
塩・こしょう…各少々
ごま油…小さじ1

作り方
フライパンにごま油を中火で熱し、ほうれん草、桜えびを入れて炒める。鶏がらスープの素を加え、塩、こしょうで味をととのえ、しょうゆを回しかける。

鮭と合わせてたんぱく質もしっかり補給！
ほうれん草とほぐし鮭のバタポン炒め

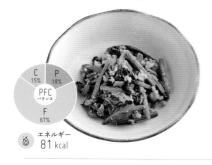

C 15% P 18%
PFC バランス
F 67%

エネルギー
81 kcal

材料（2人分）
ほうれん草（3cm長さに切る）…½束分
焼き鮭（ほぐしたもの／市販）…20g
バター…8g
ポン酢しょうゆ…大さじ1

作り方
フライパンにバターを中火で熱し、ほうれん草を入れて炒める。しんなりしたら鮭、ポン酢しょうゆを加えて炒め合わせる。

エリンギの弾力ある歯応えが◎
ほうれん草とエリンギのバターじょうゆ炒め

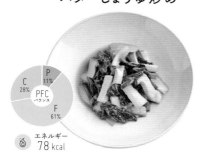

C 28% P 11%
PFC バランス
F 61%

エネルギー
78 kcal

材料（2人分）
ほうれん草（3cm長さに切る）…½束分
エリンギ（食べやすい大きさの薄切り）…1本分
しょうゆ…大さじ1
バター…8g
オリーブオイル…小さじ1

作り方
フライパンにオリーブオイルを中火で熱し、ほうれん草、エリンギ、バターを入れて炒め、しょうゆを加えて炒め合わせる。

アスパラ・ブロッコリー

歯応えがあり、お弁当のおかずに入れても食感のアクセントが出やすい食材。一年中手に入る身近な食材なので、定番の副菜作りに。

ピリッとした辛味が食欲をかきたてる！
アスパラのペペロン炒め

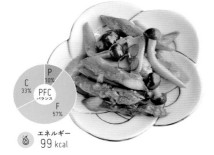

C 33%
P 10%
PFC バランス
F 57%

エネルギー
99 kcal

材料（2人分）

グリーンアスパラガス
（根元を切り、2分ゆでて
食べやすく切る）…6本分
しめじ（石づきを切り落と
してほぐす）…1/2袋分
エリンギ（3cm長さの
薄切り）…1本分

A すりおろしにんにく
…小さじ2
赤唐辛子（輪切り）
…適量
しょうゆ…大さじ1
オリーブオイル
…大さじ1

作り方

フライパンにオリーブオイル、Aを中火で熱し、香りが出たらアスパラガス、しめじ、エリンギを入れて炒める。全体がしんなりしたらしょうゆを加えて混ぜる。

にんにくを加えて、お酒によく合う味つけに
おつまみアスパラ

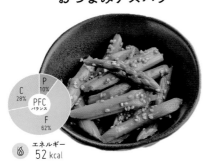

C 28%
P 10%
PFC バランス
F 62%

エネルギー
52 kcal

材料（2人分）

グリーンアスパラガス（下1cmは切り落とし、下半分の皮をピーラーで薄くむき、3〜4cm長さに斜めに切る）…4本分

A 白いりごま・ポン酢しょうゆ…各大さじ1
ごま油…小さじ1
砂糖・鶏がらスープの素・
すりおろしにんにく…各小さじ1/2

作り方

① 耐熱容器にアスパラガスを入れ、ふんわりとラップをして電子レンジで3分ほど加熱する。
② ボウルにAを入れて混ぜ、①を加えてあえる。

こってりマヨ味で、パクパク食べられる！
ブロッコリーのごまマヨあえ

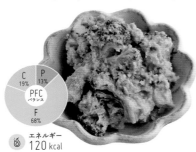

C 19%
P 13%
PFC バランス
F 68%

エネルギー
120 kcal

材料（2人分）

ブロッコリー（小房に分けて3分ほどゆでる）
…100g

A かつお節…4g
マヨネーズ…大さじ2
めんつゆ（4倍濃縮）…大さじ1
白すりごま…適量

作り方

ボウルにAを入れて混ぜ、ブロッコリーを加えてあえる。

アボカド ビタミンやミネラルなど豊富な栄養素を含み、脂質は良質な不飽和脂肪酸なので、血液をサラサラにしたり、老化防止に効果的。

濃厚な食材を合わせて、
食べ応えも十分！

アボカドとツナのピリ辛あえ

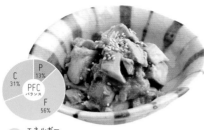

C 31%
P 13%
PFC バランス
F 56%

エネルギー
101 kcal

材料（2人分）

アボカド
（食べやすい
大きさに切る）
…½個分
ツナ缶（水煮）
…½缶

Ⓐ
酢…大さじ½
砂糖…小さじ1
コチュジャン
…小さじ½〜1
すりおろしにんにく…適量
白いりごま…適量

作り方

① ボウルにⒶを入れて混ぜ、アボカド、汁けをきったツナを加えてあえる。

② 器に盛り、白いりごまをふる。

カフェで食べるような
おしゃれな仕上がり

アボカドエッグ

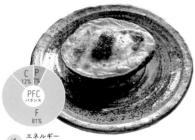

C 12%
P 7%
PFC バランス
F 81%

エネルギー
239 kcal

材料（2人分）

アボカド（縦半分に切り、種を取り除く）…1個分
卵黄…2個分
塩・こしょう…各少々
マヨネーズ・パセリ（乾燥）…各適量

作り方

① アボカドに卵黄を入れ、マヨネーズをかけて、塩、こしょうをふり、アルミホイルで下からふんわりと包む。

② オーブントースターに入れ、卵黄が半熟になるまで8〜10分焼く。アルミホイルの口を少し開けてさらに2分ほど、こんがりするまで焼く。

便利な塩昆布とあえて、
パパッと完成！

アボカドの塩昆布あえ

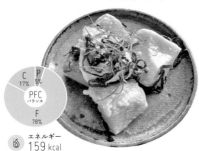

C 17%
P 5%
PFC バランス
F 78%

エネルギー
159 kcal

材料（2人分）

アボカド（食べやすい大きさに切る）…1個分

Ⓐ
塩昆布…6g
ごま油…小さじ1
白いりごま…適量

糸唐辛子…適量

作り方

① ボウルにⒶを入れて混ぜ、アボカドを加えてあえる。

② 器に盛り、糸唐辛子をのせる。

枝豆　糖質やたんぱく質をエネルギーに変える効果のあるビタミンB_1、B_2が
豊富で、体を動かすためにはもちろん、疲労回復にも欠かせません。

お酒ともよく合うコンソメ味で！
ガーリックコンソメ枝豆

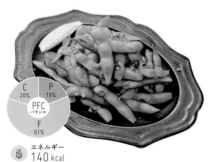

C 20%　P 19%
PFC バランス
F 61%

エネルギー
140 kcal

材料（作りやすい分量）

枝豆（さやつき／3分ほどゆでる）…250 g
A ┌ にんにく（みじん切り）…2かけ分
　└ 赤唐辛子（輪切り）…適量
顆粒コンソメ…小さじ1
塩・こしょう…各適量
オリーブオイル…大さじ2

作り方

フライパンにオリーブオイル、Aを中火で熱し、香りが
出たら枝豆を入れて炒める。コンソメを加え、塩、こし
ょうで味をととのえる。あればレモンを添える。

甘辛い味で、止まらないおいしさ
ヤンニョム枝豆

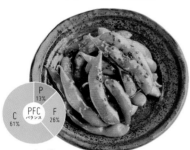

P 13%
PFC バランス
C 61%　F 26%

エネルギー
152 kcal

材料（2〜3人分）

枝豆（冷凍／解凍する）…100 g
A ┌ 酒・コチュジャン…各大さじ2
　│ すりおろしにんにく・砂糖・しょうゆ・
　│ 　みりん・トマトケチャップ…各大さじ1
　└ ごま油…小さじ1
ごま油…小さじ1

作り方

① フライパンにごま油を中火で熱し、枝豆を入れて
　焼き色がつくまで焼き、一度取り出す。
② フライパンをさっと拭いて混ぜ合わせたAを入れ、
　煮詰まったら①を戻し入れてさらに煮詰める。
③ 器に盛り、黒いりごま適量（分量外）をふる。

れんこんの食感がアクセントになって◎
枝豆とれんこんの
ペペロン炒め

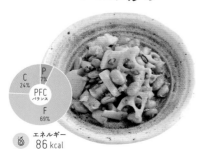

C 24%　P 7%
PFC バランス
F 69%

エネルギー
86 kcal

材料（2人分）

枝豆（むき身）…正味20 g
れんこん（5mm幅のいちょう切りにして、
　水にさらして水けをきる）…50 g
A ┌ にんにく（みじん切り）…½かけ分
　└ 赤唐辛子（輪切り）…適量
塩・こしょう…各少々
オリーブオイル…大さじ1

作り方

フライパンにオリーブオイル、Aを中火で熱し、香りが
出たられんこんを入れて3〜4分炒める。枝豆を加えて
炒め合わせ、塩、こしょうで味をととのえる。

オクラ オクラのネバネバは食物繊維で、糖や脂質の吸収を抑えたり、整腸作用があるので、ダイエット向きの食材です。

ごまのコクと酢の酸味がマッチ！
オクラとトマトの ごま酢あえ

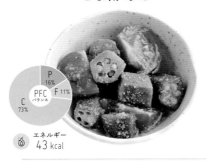

P 16%
F 11%
PFC バランス
C 73%

🔥 エネルギー 43 kcal

材料（2人分）

オクラ（ガクを取って塩で板ずりし、1分ほどゆでて、1〜2cm幅の小口切りにする）…6本分
ミニトマト（4等分に切る）…4個分

A
┌ 酢…大さじ2
│ しょうゆ…大さじ1
│ 砂糖…小さじ1
└ 白すりごま…2g

作り方

ボウルにⒶを入れて混ぜ、オクラ、ミニトマトを加えてあえる。

オクラのネバネバでお腹もすっきり！
オクラの塩昆布あえ

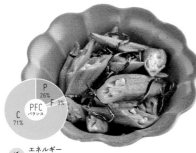

P 26%
F 3%
PFC バランス
C 71%

🔥 エネルギー 29 kcal

材料（2人分）

オクラ（ガクを取って塩で板ずりし、1分ほどゆでて、斜めに3等分に切る）…8本分
塩昆布…10g
めんつゆ（3倍濃縮）…小さじ1

作り方

ボウルにオクラ、塩昆布、めんつゆを入れてあえる。

小魚のカルシウムとたんぱく質をこまめに取り入れて
オクラとしらすのあえもの

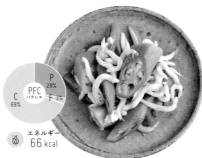

P 28%
F 3%
PFC バランス
C 69%

🔥 エネルギー 66 kcal

材料（2人分）

オクラ（ガクを取って塩で板ずりし、1分ほどゆでて、斜めに3等分に切る）…6本分
しらす干し…20g

A
┌ めんつゆ（4倍濃縮）…大さじ2
└ 砂糖…小さじ2

作り方

ボウルにⒶを入れて混ぜ、オクラ、しらす干しを加えてあえる。

大根・かぶ

低カロリーで歯応えがあり、さらに、デンプンを分解するアミラーゼが含まれるので、消化を助ける作用があります。

ほっとする和風テイストが美味
大根のそぼろあんかけ

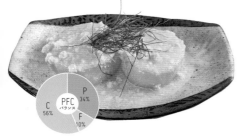

C 56% PFC バランス P 34% F 10%

エネルギー
135 kcal

材料（2〜3人分）

大根（3〜4cm幅に切り、
　片面に十字の隠し包丁を
　入れる）…½本分
Ⓐ 水…200㎖
　みりん…大さじ2
　酒…大さじ1

鶏むねひき肉…150ｇ
Ⓑ しょうが（せん切り）
　…1かけ分
　みそ…大さじ2
片栗粉…大さじ1

作り方

① 耐熱容器に大根を並べ、ふんわりとラップをして電子レンジで8分20秒加熱する。
② 鍋に①、Ⓐを入れて中火で煮る。煮立ったら弱めの中火にして、ひき肉をほぐしながら加える。Ⓑを加えて混ぜ、落とし蓋をして20分ほど煮たら、片栗粉を加える。好みで糸唐辛子をのせる。

栄養たっぷりで、
咀嚼も促すおかず
大根のチリコンカン

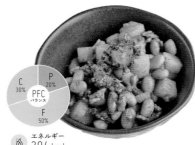

C 30% PFC バランス P 20% F 50%

エネルギー
204 kcal

材料（2〜3人分）

Ⓐ 大根（1cm角のさいころ状に切る）…100ｇ
　大豆水煮缶…1缶（100ｇ）
豚ひき肉…100ｇ
Ⓑ すりおろしにんにく…適量
　オリーブオイル…大さじ1
Ⓒ トマトケチャップ・中濃ソース…各大さじ3
　塩・こしょう…各少々
パセリ（みじん切り）…適量

作り方

① フライパンにⒷを中火で熱し、香りが出たらひき肉を入れ、色が変わるまで炒める。Ⓐ、混ぜ合わせたⒸを加え、汁けがなくなるまで煮詰める。
② 器に盛り、パセリを散らす。

かぶの葉と身には異なる
栄養素がたっぷり！
かぶのガーリックポン酢炒め

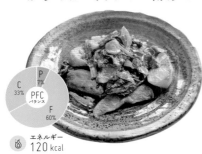

C 33% PFC バランス P 7% F 60%

エネルギー
120 kcal

材料（2〜3人分）

かぶ（身は6〜8等分のくし形切り、葉は3cm長さに切る）
　…2個分
Ⓐ にんにく（薄切り）…1かけ分
　赤唐辛子（輪切り）…適量
ポン酢しょうゆ…大さじ1½
オリーブオイル…大さじ2

作り方

フライパンにオリーブオイル、Ⓐを弱めの中火で熱し、香りが出たらかぶの身を入れて焼き、焼き色がついたら上下を返す。かぶの葉を加えて炒め、全体がしんなりしてきたらポン酢しょうゆを回し入れ、火が通るまで炒め合わせる。

かぼちゃ 免疫力アップや、美肌効果のあるビタミンＡ、Ｃ、Ｅが豊富。また、食物繊維が豊富なので整腸作用も期待できる食材です。

お弁当にもおすすめ！
和の定番おかず

かぼちゃの煮つけ

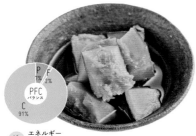

PFC
バランス
P 7%　F 2%　C 91%

🔥 エネルギー
205 kcal

材料（2人分）

かぼちゃ（種とワタを除き、ひと口大に切る）
　…¼個分

Ⓐ 水…100mℓ
　砂糖・しょうゆ・みりん…各大さじ1
　塩・こしょう・顆粒和風だし…各少々

作り方

耐熱容器にⒶを入れて混ぜ、かぼちゃを加え、ふんわりとラップをして電子レンジで5分加熱する。全体を混ぜ合わせ、再度ラップをして2分加熱する。

くるみには良質な脂質やミネラルなど、
栄養がたっぷり！

かぼちゃのナッツあえ

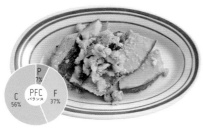

PFC
バランス
P 7%　F 37%　C 56%

🔥 エネルギー
208 kcal

材料（2人分）

かぼちゃ（4cm長さ、1cm幅に切る）…⅛個分

Ⓐ くるみ（細かく刻む）…20g
　白すりごま・しょうゆ・はちみつ…各大さじ1

作り方

① 耐熱容器にかぼちゃを入れ、ふんわりとラップをして電子レンジで5分加熱する。

② ボウルにⒶを入れて混ぜ、①を加えてあえる。

歯ざわりがよく、
コリコリとした食感が楽しい！

コリンキーのナムル

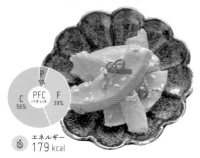

PFC
バランス
P 5%　F 39%　C 56%

🔥 エネルギー
179 kcal

材料（2人分）

コリンキー（種とワタを除き、
　3cm長さ、5mm幅の薄切りにする）…¼個分

Ⓐ 白いりごま・ごま油…各大さじ1
　鶏がらスープの素・すりおろしにんにく
　　…各小さじ1
　赤唐辛子（輪切り）…小さじ½

作り方

ボウルにⒶを入れて混ぜ、コリンキーを加えてあえる。20分以上おき、味をなじませる。

キャベツ カサ増しにも使われることが多いキャベツですが、胃腸の調子をととのえたり、たんぱく質と一緒にとりたいビタミンB$_6$も含まれています。

キャベツをたっぷり食べられる！
麻婆キャベツ

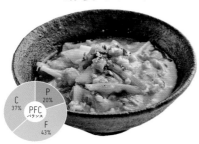

PFC
バランス
P 20%
F 43%
C 37%

エネルギー
121 kcal

材料（2〜3人分）
キャベツ（食べやすい大きさのざく切り）…1/6個分
鶏ひき肉…100g
水溶き片栗粉…大さじ1（水小さじ2＋片栗粉小さじ1）
Ⓐ 豆板醤…小さじ1
　 すりおろしにんにく・すりおろししょうが…各適量
Ⓑ 水…150㎖
　 酒・しょうゆ…各大さじ1
　 鶏がらスープの素・はちみつ…各小さじ1
　 豆板醤…小さじ1/2
ごま油…大さじ1/2　花椒（ホアジャオ）（あれば／潰す）…適量

作り方
フライパンにごま油を中火で熱し、ひき肉、Ⓐを入れてひき肉の色が変わるまで炒める。キャベツ、混ぜ合わせたⒷを加え、蓋をしてキャベツがやわらかくなるまで煮る。水溶き片栗粉を加えて全体を混ぜ、花椒を散らす。

はちみつで酸味をマイルドに！
紫キャベツのラペ

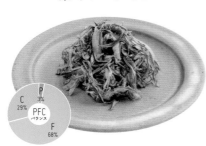

PFC
バランス
P 3%
F 68%
C 29%

エネルギー
78 kcal

材料（作りやすい分量）
紫キャベツ（せん切り）…1/4個分（150g）
Ⓐ 酢・オリーブオイル…各大さじ2
　 はちみつ…小さじ2
　 塩…小さじ1/4
　 こしょう…少々

作り方
① ボウルに紫キャベツを入れ、軽く塩（分量外）をふり、5分ほどおき、水けをしぼる。
② ボウルにⒶを入れて混ぜ、①を加えてあえる。

水けをしっかりしぼるのがコツ！
キャベツの赤しそ
ふりかけあえ

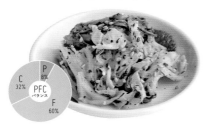

PFC
バランス
P 8%
F 60%
C 32%

エネルギー
34 kcal

材料（2人分）
キャベツ（短冊切り）…1/8個分
Ⓐ 赤しそふりかけ・ごま油…各小さじ1
　 白いりごま…適量

作り方
① 耐熱容器にキャベツを入れ、ふんわりとラップをして電子レンジで2分30秒加熱し、粗熱がとれたら水けをしぼる。
② ボウルにⒶを入れて混ぜ、①を加えてあえる。

ちくわのアレンジ幅がぐっと広がる！
きゅうりとちくわのコチュマヨあえ

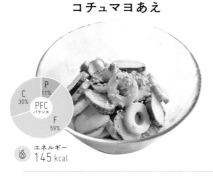

C 30%　P 11%　F 59%
PFC バランス

エネルギー
145 kcal

材料（2人分）

きゅうり（5mm幅の輪切り）…1本分
ちくわ（5mm幅の輪切り）…2本分
Ⓐ マヨネーズ…大さじ2
　 コチュジャン・はちみつ…各小さじ1
白いりごま…適量

作り方

① ボウルにきゅうりを入れ、塩（分量外）揉みして水けをしぼる。
② ボウルにⒶを入れて混ぜ、①、ちくわを加えてあえる。
③ 器に盛り、白いりごまをふる。

食事に海そうを取り入れて、栄養バランスアップ！
きゅうりともずくのあえもの

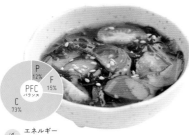

P 12%　F 15%
PFC バランス
C 73%

エネルギー
32 kcal

材料（2人分）

きゅうり（5mm幅の輪切り）…¼本分
ミニトマト（4等分に切る）…4個分
もずく酢（三杯酢）…2パック（120g）
白いりごま…適量

作り方

① ボウルにきゅうりを入れ、塩（分量外）揉みして水けをしぼる。
② ボウルに①、ミニトマト、もずくを入れて混ぜ合わせる。
③ 器に盛り、白いりごまをふる。

ツナ缶でたんぱく質を手軽に取り入れて！
きゅうりとツナのピリ辛あえ

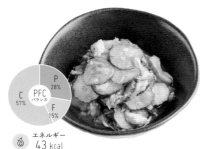

P 28%　F 15%
C 57%
PFC バランス

エネルギー
43 kcal

材料（2人分）

きゅうり（薄切り）…½本分
ツナ缶（水煮）…½缶
わかめ（乾燥／水で戻す）…2g
Ⓐ 酢…大さじ½
　 砂糖・コチュジャン…各小さじ1
　 すりおろしにんにく・白いりごま…各適量

作り方

① ボウルにきゅうりを入れ、塩（分量外）揉みして水けをしぼる。
② ボウルにⒶを入れて混ぜ、①、汁けをきったツナ、わかめを加えてあえる。

ミニトマト　食卓に彩りを与えてくれるミニトマトは、抗酸化作用のあるβ-カロテンやリコピンが豊富。洗うだけで食べられるのもラク。

そのままはもちろん、
つけ合わせとしても◎
ミニトマトの和風マリネ

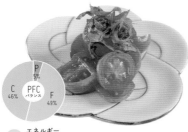

P 5%
C 46%　PFC バランス　F 49%

エネルギー
74 kcal

材料（2人分）

ミニトマト（半分に切る）…10個分

Ⓐ
- 白だし・酢…各大さじ1
- オリーブオイル…小さじ2
- 砂糖…大さじ½

青じそ（せん切り）…適量

作り方

① ボウルにⒶを入れて混ぜ、ミニトマトを加えてあえる。

② 器に盛り、青じそをのせる。

彩りが足りないときは、
ミニトマトをプラス！
ミニトマトのポン酢タレ漬け

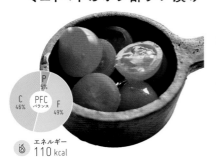

P 5%
C 46%　PFC バランス　F 49%

エネルギー
110 kcal

材料（2人分）

ミニトマト（半分に切る）…10個分

Ⓐ
- ポン酢しょうゆ…大さじ2
- めんつゆ（4倍濃縮）・ごま油…各大さじ1
- 砂糖…小さじ2

作り方

ボウルにⒶを入れて混ぜ、ミニトマトを加えてあえる。30分以上おき、味をなじませる。

甘いミニトマトに
塩昆布の塩けがたまらない
ミニトマトの塩昆布あえ

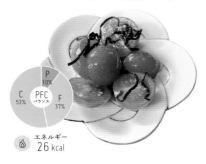

P 10%
C 53%　PFC バランス　F 37%

エネルギー
26 kcal

材料（2人分）

ミニトマト（半分に切る）…6個分
塩昆布…3g
ごま油…小さじ½

作り方

ボウルに塩昆布、ごま油を入れて混ぜ、ミニトマトを加えてあえる。

| なす | なすは低カロリーで、カリウムが豊富なので高血圧の予防に役立ちます。油との相性が良いので、少量の油を吸わせておいしく召し上がれ。 |

なすは低カロリーで
ヘルシーだから、罪悪感なし!
なすのぺぺたま

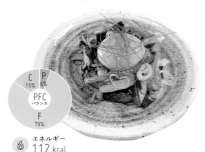

C 15% P 6%
PFC
バランス
F 79%

エネルギー
112 kcal

材料(2〜3人分)
なす(縦に1cm幅の薄切りにし、麺状に5mm幅に切る)…2本分
Ⓐ にんにく(みじん切り)…2かけ分
　赤唐辛子(輪切り)…適量
塩・こしょう…各適量
オリーブオイル…大さじ2
卵黄…1個分
長ねぎ(小口切り)・糸唐辛子…各適量

作り方
① なすは水に5分ほどさらし、水けを拭き取る。
② フライパンにオリーブオイル、Ⓐを弱火で熱し、香りが出たら①を入れて炒める。しんなりしたら塩、こしょうで味をととのえる。
③ 器に②を盛り、中央にくぼみを作って卵黄をのせ、長ねぎを散らし、糸唐辛子をのせる。

なすからジュワッと旨みしみ出る!
なすの焼き浸し

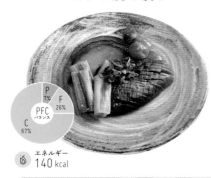

P 7% F 26%
PFC
バランス
C 67%

エネルギー
140 kcal

材料(2〜3人分)
なす(縦半分に切り、皮目に5mm〜1cm幅で
　　斜めに格子状に切り目を入れる)…4本分
Ⓐ かぼちゃ(3〜4cm長さ、5mm幅に切る)…1/8個分
　長ねぎ(3〜4cm長さに切る)…1本分
　ミニトマト(皮に十字に切り込みを入れる)…4個分
　水…200㎖
Ⓑ めんつゆ(4倍濃縮)…60㎖
　すりおろししょうが・砂糖…各小さじ1
ごま油…大さじ1
青じそ(せん切り)…5枚分

作り方
① ボウルにⒷを入れて混ぜ合わせる。
② フライパンにごま油を中火で熱し、Ⓐを焼く。焼き目がついたら①に入れる。器に盛り、青じそをのせる。

暑い日に、ガッツリと食べたくなる!
焼きなすの豚しゃぶ

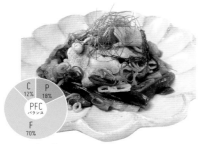

C 12% P 18%
PFC
バランス
F 70%

エネルギー
191 kcal

材料(2〜3人分)
なす(1〜2cm幅の細切り)…2本分
豚ロース薄切り肉(ひと口大に切り、さっとゆでて水けをきる)
　…150g
Ⓐ ポン酢しょうゆ…大さじ1
　しょうゆ…大さじ½
　小ねぎ(小口切り)…適量
ごま油…大さじ1

作り方
① フライパンにごま油を弱めの中火で熱し、なすを入れてしんなりするまで炒める。
② 器に①、豚肉の順に盛り、混ぜ合わせたⒶを回しかけ、好みで糸唐辛子をのせる。

にんじん　ゆでると水溶性ビタミンが溶け出してしまうので、生で食べるか、油で調理すると β - カロテンの吸収率がアップするのでおすすめです。

生で食べられるから、
栄養を逃さず取り入れられる！

簡単！キャロットラペ

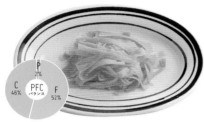

PFC
バランス
P 2%
C 46%
F 52%

エネルギー
52 kcal

材料（作りやすい分量）

にんじん（切り込みを入れてからスライサーで
　薄切りにする）… 1 本分

Ⓐ ┌ 酢…大さじ 2
　├ オリーブオイル…大さじ 1
　├ はちみつ…大さじ½
　└ 塩・こしょう…各少々

作り方

ボウルにⒶを入れて混ぜ、にんじんを加えてあえる。

ツナや卵と合わせて、
にんじんを食べやすく調理

にんじんしりしり

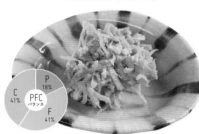

PFC
バランス
P 18%
C 41%
F 41%

エネルギー
161 kcal

材料（2 ～ 3 人分）

にんじん（せん切り）… 1 本分
ツナ缶（水煮）… 1 缶
溶き卵… 2 個分

Ⓐ ┌ トマトケチャップ…大さじ 2
　├ はちみつ…大さじ 1
　└ 酒・みりん…各小さじ 1
オリーブオイル…大さじ 1

作り方

フライパンにオリーブオイルを弱火で熱し、にんじんを
入れて炒める。しんなりしたら汁けをきったツナ、Ⓐを
加えて全体を混ぜる。溶き卵を流し入れ、卵に火が通る
まで炒める。

野菜の異なる食感を楽しんで！

3色ナムル

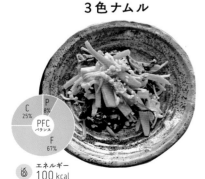

PFC
バランス
P 8%
C 25%
F 67%

エネルギー
100 kcal

材料（2 ～ 3 人分）

にんじん（4㎝長さの細切り）
　…½本分
えのきだけ（石づきを切り
　落として半分の長さに切る）
　…½袋分（100 g）
ほうれん草（ラップに包んで
　電子レンジで 3 分加熱し、
　4～5㎝長さに切る）
　…½束分

Ⓐ ┌ ごま油
　│ 　…大さじ 1½
　├ 白いりごま…大さじ 1
　├ しょうゆ…大さじ½
　├ 鶏がらスープの素
　│ 　…小さじ⅓
　└ 塩…小さじ¼
白いりごま…適量

作り方

① 耐熱容器ににんじん、えのきだけを入れ、ふんわりとラッ
　プをして電子レンジで 3 ～ 4 分加熱する。
② ボウルにⒶを入れて混ぜ、①、ほうれん草を加えてあえる。
③ 器に盛り、白いりごまをふる。

| パプリカ | 美肌効果を期待できるビタミンC、体や血管の老化を防ぐビタミンEが豊富なので、若々しい体づくりをサポートしてくれます。 |

パプリカの甘みを
最大限に引き出して！

パプリカのマリネ

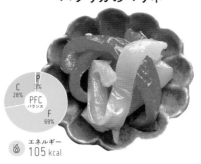

C 28% P 3% F 69% PFC バランス

🔥 エネルギー
105 kcal

材料（2～3人分）

パプリカ（赤・黄／縦半分に切り、
　種を取り除く）…各1個分
Ⓐ ┌ オリーブオイル…大さじ2
　│ 酢…大さじ1と½
　│ 砂糖…小さじ1
　│ 塩…小さじ½
　└ こしょう…少々

作り方

① 魚焼きグリルにパプリカの切り口を下にして並べ、強火で10分ほど、皮全体が黒く焦げるまで焼く。
② ①が熱いうちに皮をむき、縦1.5cm幅に切る。
③ ボウルにⒶを入れて混ぜ、②を加える。

ジュワッとしみ出る
おいしさがたまらない！

パプリカの焼き浸し

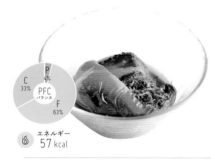

C 33% P 4% F 63% PFC バランス

🔥 エネルギー
57 kcal

材料（2～3人分）

パプリカ（赤・黄／縦4等分に切る）…各½個分
Ⓐ ┌ 水…100ml
　│ めんつゆ（4倍濃縮）…30ml
　│ 砂糖…小さじ½
　└ すりおろししょうが…少々
ごま油…大さじ1
青じそ（せん切り）…適量

作り方

① フライパンにごま油を中火で熱し、パプリカの片面を焼き目がつくまで3分ほど焼き、上下を返してさらに3分ほど焼く。Ⓐを加え、ひと煮立ちさせて火を止める。
② 器に盛り、青じそを添える。

ビタミンCをたっぷり補給！

3色きんぴら

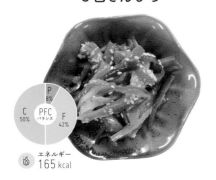

C 50% P 8% F 42% PFC バランス

🔥 エネルギー
165 kcal

材料（2～3人分）

パプリカ（赤・黄／5mm幅の細切り）…各1個分
ピーマン（5mm幅の細切り）…3個分
Ⓐ ┌ 白いりごま・しょうゆ…各大さじ3
　└ 砂糖・みりん…各大さじ1½
ごま油…大さじ1
白いりごま…適量

作り方

① フライパンにごま油を中火で熱し、パプリカ、ピーマンを入れ、しんなりするまで炒める。Ⓐを加えて汁けがなくなるまで炒め合わせる。
② 器に盛り、白いりごまをふる。

ピーマン 糖質が少なく、さらに加熱に強いビタミンを含むので、積極的に取り入れたい野菜。レンチン加熱時は、穴をあけるのを忘れずに。

破裂防止にしっかり穴をあけて！
丸ごとピーマンの煮浸し

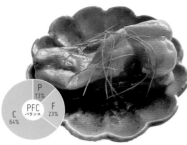

PFC バランス
P 13%
F 23%
C 64%

エネルギー
29 kcal

材料（2〜3人分）
ピーマン（フォークで数カ所穴をあける）… 4〜5個分
Ⓐ 水…60㎖
めんつゆ（2倍濃縮）…50㎖
すりおろししょうが・ごま油…各小さじ½
糸唐辛子…適量

作り方
① 耐熱容器にⒶを入れて混ぜ合わせ、ピーマンを加え、ふんわりとラップをして電子レンジで5分加熱する。
② 器に盛り、糸唐辛子をのせる。

韓国風に味つけして、
お酒にもよく合うおかず
ヤンニョムピーマン

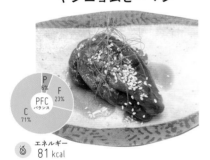

PFC バランス
P 6%
F 23%
C 71%

エネルギー
81 kcal

材料（2〜3人分）
ピーマン（フォークで数カ所穴をあける）… 4〜6個分
Ⓐ 砂糖・酒・コチュジャン…各大さじ1
すりおろしにんにく・しょうゆ・みりん・トマトケチャップ…各大さじ½
ごま油…小さじ1
白いりごま・糸唐辛子…各適量

作り方
① 耐熱容器にⒶを入れて混ぜ合わせ、ピーマンを加え、ふんわりとラップをして電子レンジで5分加熱する。
② 器に盛り、白いりごまをふり、糸唐辛子をのせる。

卵黄をからめて
マイルドな味わいに！
無限キムチピーマン

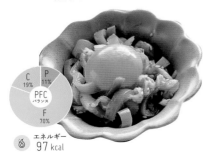

PFC バランス
C 19%
P 11%
F 70%

エネルギー
97 kcal

材料（2人分）
ピーマン（5mm幅の細切り）…3個分
白菜キムチ…30g
Ⓐ ポン酢しょうゆ…大さじ1
ごま油…小さじ2
白いりごま…小さじ1
卵黄…1個分

作り方
① 耐熱容器にピーマンを入れ、ふんわりとラップをして電子レンジで1分30秒加熱し、水けをきる。
② ボウルに①、キムチ、Ⓐを入れて混ぜ合わせる。
③ 器に盛り、中央にくぼみを作って卵黄をのせる。

お財布にもやさしいもやしは、カサ増しになるだけではなく、ビタミンCやカリウムを含むので、免疫力アップやむくみ予防に◎。

こってりしたナポリタンに
劣らない仕上がり!

もやしのナポリタン風

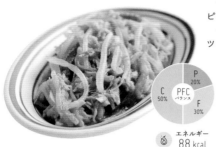

C 50% PFC バランス P 20% F 30%

エネルギー
88 kcal

材料（2〜3人分）

もやし…1袋
にんじん（せん切り）
…⅓本分
ピーマン（細切り）
…2個分
ツナ缶（水煮）…1缶

Ⓐ
┌ トマトケチャップ
│ …大さじ4
│ オリーブオイル…小さじ1
│ すりおろしにんにく
│ …小さじ½
└ 塩・こしょう…各少々
オリーブオイル…小さじ1

作り方

フライパンにオリーブオイルを中火で熱し、にんじん、ピーマンを入れて炒める。しんなりしたらもやし、汁けをきったツナ、混ぜ合わせたⒶを加えて炒め合わせる。

もやしの代わりに玉ねぎを使っても◎

もやしとチーズのガレット

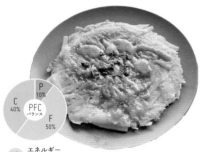

C 40% PFC バランス P 10% F 50%

エネルギー
161 kcal

材料（作りやすい分量）

もやし（ざく切り）…½袋分
じゃがいも（細切り）…1個分
Ⓐ
┌ ピザ用チーズ…50g
│ 片栗粉…大さじ3
│ 塩…2つまみ
└ こしょう…少々

Ⓑ
┌ トマトケチャップ・
│ マヨネーズ・はちみつ
│ …各大さじ1
│ すりおろしにんにく
└ …小さじ1
オリーブオイル…大さじ1
パセリ（みじん切り）…適量

作り方

① ポリ袋にもやし、じゃがいも、Ⓐを入れてよく混ぜる。
② フライパンにオリーブオイルを中火で熱し、①を入れ、ヘラなどで押しつけながら円形に形をととのえ、蓋をして7分ほど蒸し焼きにする。蓋を外して上下を返し、さらに7分ほど焼く。
③ 器に盛り、混ぜ合わせたⒷをかけ、パセリを散らす。

もやしでカサ増しして、
たっぷりと召し上がれ

もやしとピーマンと
ひき肉の中華炒め

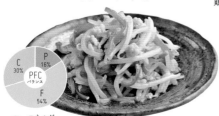

C 30% PFC バランス P 16% F 54%

エネルギー
96 kcal

材料（2〜3人分）

もやし…½袋
ピーマン（細切り）
…2個分
鶏ひき肉…50g

Ⓐ
┌ 酒・しょうゆ・
│ オイスターソース
│ …各大さじ1
│ 砂糖…大さじ½
└ 鶏がらスープの素…小さじ1
ごま油…大さじ1

作り方

フライパンにごま油を中火で熱し、ひき肉を入れて色が変わるまで炒める。もやし、ピーマンを加えて炒め、しんなりしたら、混ぜ合わせたⒶを加えて炒める。

きのこ 旨みたっぷりのきのこは、カルシウムの吸収に欠かせないビタミンD
が豊富。しなやかな体づくりのためにこまめに取り入れましょう。

ほどよい辛味がクセになる!
エリンギとれんこんの
旨辛炒め

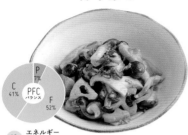

C 41%　P 7%　PFC バランス　F 52%

エネルギー
118 kcal

材料(2〜3人分)

エリンギ(横半分に切り、
　さらに縦半分に切って
　5mm幅の薄切り)
　…2本分
れんこん(1cm幅の
　いちょう切り)
　…100g

A {
　にんにく(みじん切り)
　　…2かけ分
　赤唐辛子(輪切り)
　　…適量
}

B {
　豆板醤…大さじ1½
　しょうゆ…大さじ½
　ラー油・砂糖…各小さじ1
}
ごま油…大さじ1

作り方

フライパンにごま油、Ⓐを弱火で熱し、香りが出たらエ
リンギ、れんこんを入れ、エリンギがしんなりするまで
炒める。Ⓑを加えて炒め、全体にからめる。

あと一品欲しいときに、
レンチンで簡単!
しめじのレンチン
なめたけあえ

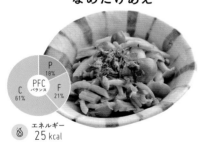

C 61%　P 18%　PFC バランス　F 21%

エネルギー
25 kcal

材料(作りやすい分量)

しめじ(石づきを切り
　落としてほぐす)…1袋分
なめたけ…30g
かつお節…2g

A {
　めんつゆ(4倍濃縮)
　　…大さじ1
　ごま油…小さじ½
}
青じそ(せん切り)…適量

作り方

① 耐熱容器にしめじを入れ、ふんわりとラップ
　をして電子レンジで2分30秒加熱する。

② ボウルになめたけ、かつお節、Ⓐを入れて混
　ぜ合わせ、①を加えてあえる。

③ 器に盛り、青じそをのせる。

パスタに見立てて盛りつけて
えのきのペペロンチーノ

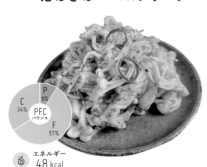

C 34%　P 9%　PFC バランス　F 57%

エネルギー
48 kcal

材料(作りやすい分量)

えのきだけ(石づきを切り
　落としてほぐす)…1袋分

A {
　にんにく(みじん切り)
　　…1かけ分
　赤唐辛子(輪切り)
　　…小さじ1
}

しょうゆ…小さじ1
塩・こしょう・
　パセリ(乾燥)
　・赤唐辛子(輪切り)
　　…各適量
オリーブオイル
　…小さじ2〜3

作り方

① フライパンにオリーブオイル、Ⓐを弱火で熱し、香り
　が出たらえのきだけを入れて中火で炒める。えのきだ
　けがしんなりしてきたら、しょうゆを加えて全体を混
　ぜ、塩、こしょうで味をととのえる。

② 器に①を盛り、パセリをふって赤唐辛子をのせる。

いも類は糖質こそ多めですが、ビタミンCが含まれていたり、さつまいもは低GI食品なので、適度に取り入れて。

長いものサクサクした
食感を楽しめる！

長いもの赤しそ
ふりかけあえ

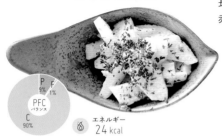

エネルギー
24 kcal

材料（作りやすい分量）

長いも（5mm〜1cm幅の半月切り）…¼本分
赤しそふりかけ…適量

作り方

ボウルに長いも、赤しそふりかけを入れて
あえる。

カリカリになるまで焼いても、
スナック風で美味

じゃがいもの青じそ
ジェノベーゼ風

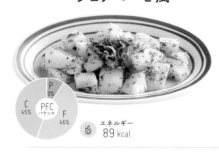

エネルギー
89 kcal

材料（2〜3人分）

じゃがいも（1cm角に切り、
　10分ほど水にさらし、
　水けをきる）…2個分
青じそ（みじん切り）
　…5枚分

すりおろしにんにく
　…小さじ½〜1
Ⓐ　塩・こしょう…各少々
　粉チーズ…適量
オリーブオイル…大さじ1

作り方

① 耐熱容器にじゃがいもを入れ、ふんわりとラップをして電子レンジで2分30秒加熱する。
② フライパンにオリーブオイル、すりおろしにんにくを弱火で熱し、香りが出たら①を入れて炒める。青じそ、Ⓐを加えて炒め合わせる。
③ 器に盛り、せん切りにした青じそ（分量外）をのせる。

バターの甘じょっぱさで、
おかずでもおやつでも◎

さつまいものバター煮

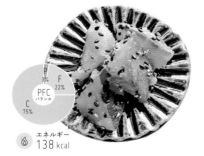

エネルギー
138 kcal

材料（作りやすい分量）

さつまいも（皮つきで
　乱切り）…300g
水…200㎖
バター…10〜15g

砂糖・しょうゆ
　…各大さじ1
黒いりごま…適量

作り方

① 鍋に水を入れて沸とうさせ、さつまいも、砂糖、しょうゆを加えて中火で10分ほど煮る。さつまいもがやわらかくなり、汁けがほぼなくなったらバターを加え、全体を混ぜる。
② 器に盛り、黒いりごまをふる。

厚揚げ たんぱく質やカルシウムがとれる厚揚げは、コクもあり満足度を上げてくれるがっつりとしたおかず作りにおすすめです。

和風だからごはんとの
相性も抜群！

和風厚揚げ

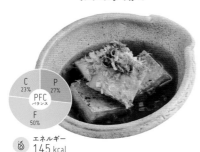

PFC
バランス
C 23%
P 27%
F 50%

🔥 エネルギー
145 kcal

材料（2人分）

厚揚げ（一口大に切る）…150g
Ⓐ 水・めんつゆ（2倍濃縮）…各100㎖
青じそ（せん切り）…1枚分
かつお節…適量

作り方

① フライパンを中火で熱し、厚揚げを入れて片面2分ずつ焼く。

② 器に盛り、混ぜ合わせたⒶをかけ、かつお節、青じそをのせる。

厚揚げとひき肉の
たんぱく質が豊富なおかず

厚揚げの
中華風みそ炒め

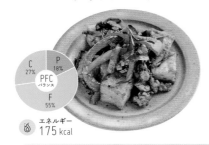

PFC
バランス
C 27%
P 18%
F 55%

🔥 エネルギー
175 kcal

材料（2〜3人分）

Ⓐ 厚揚げ（2〜3cm角の
　 さいころ状に切る）…100g
　 にら（食べやすい長さ
　 に切る）…30g
　 パプリカ（赤・黄／
　 2cm幅に切る）
　 …各¼個分
豚ひき肉…50g

Ⓑ しょうゆ…大さじ2
　 甜麺醤（テンメンジャン）…大さじ1
　 砂糖・酒…各小さじ2
　 すりおろししょうが
　 …適量
水溶き片栗粉…大さじ1
（水小さじ2＋片栗粉小さじ1）
ごま油…大さじ1

作り方

フライパンにごま油を中火で熱し、ひき肉を入れて炒める。色が変わったらⒶを加えてさらに炒め、しんなりしたら混ぜ合わせたⒷを加えて煮詰める。水溶き片栗粉を加えて全体を混ぜる。

厚揚げの表面をカリッと
焼くのがポイント！

ヤンニョム厚揚げ

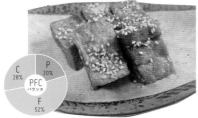

PFC
バランス
C 28%
P 20%
F 52%

🔥 エネルギー
309 kcal

材料（2〜3人分）

厚揚げ（ひと口大に切る）…2枚分
Ⓐ 酒・コチュジャン…各大さじ2
　 すりおろしにんにく・砂糖・しょうゆ・みりん
　 ・トマトケチャップ…各大さじ1
　 ごま油…小さじ2
ごま油…大さじ1
白いりごま…適量

作り方

① フライパンにごま油を中火で熱し、厚揚げを入れ、焼き色がつくまで焼く。混ぜ合わせたⒶを加えて炒め、全体にタレをからませる。

② 器に盛り、白いりごまをふる。

こんにゃく 不溶性食物繊維を多く含むこんにゃくには、腸を刺激して便秘解消の効果が。歯応えがあるので満足感も得られます。

焼肉のタレで手軽にステーキ風！
こんにゃくの
サイコロステーキ

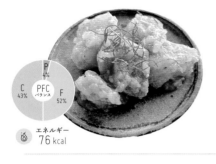

P 4%
C 43% PFC バランス F 52%

エネルギー
76 kcal

材料（2〜3人分）

こんにゃく …1枚分（約250g）
（アク抜き済み／
ひと口大にちぎっ
てポリ袋に入れ、
片栗粉大さじ1を
まぶす）

Ⓐ 焼肉のタレ…大さじ2〜3
コチュジャン…小さじ1
オリーブオイル…大さじ1
糸唐辛子…適量

作り方

① フライパンにオリーブオイルを中火で熱し、こんにゃくを入れて炒める。全体に焦げ目がついたらⒶを加えて煮からめる。

② 器に盛り、糸唐辛子をのせる。

ごまとみそのコク深い味わい
こんにゃくと玉ねぎの
ごまみそ煮

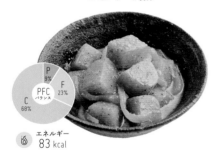

P 9%
C 68% PFC バランス F 23%

エネルギー
83 kcal

材料（2〜3人分）

こんにゃく
（アク抜き済み／
ひと口大にちぎる）
…1枚分（250g）
玉ねぎ（薄切り）
…½個分

Ⓐ しょうゆ…大さじ2
水・砂糖・酒・みりん
・みそ…各大さじ1
白すりごま…小さじ1
ごま油…小さじ1

作り方

フライパンにごま油を中火で熱し、こんにゃく、玉ねぎを入れて炒める。玉ねぎがしんなりしたらⒶを加え、汁けがなくなるまで煮詰める。

お腹の掃除は
こんにゃくにお任せ！
ピリ辛こんにゃく

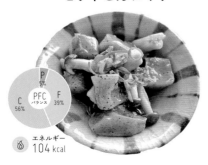

P 5%
C 56% PFC バランス F 39%

エネルギー
104 kcal

材料（2〜3人分）

こんにゃく
（アク抜き済み／
ひと口大にちぎる）
…1枚分（約250g）
しめじ（石づきを切り
落とす）…50g

Ⓐ 砂糖・酒・しょうゆ・
みりん
…各大さじ1½
赤唐辛子（輪切り）・
白いりごま…各適量
ごま油…大さじ1
小ねぎ（小口切り）…適量

作り方

① フライパンを中火で熱し、こんにゃくを入れて乾煎りする。ごま油、しめじを加えて炒める。しめじがしんなりしたらⒶを加えて全体にからめる。

② 器に盛り、小ねぎをのせる。

うずらの卵・卵　食物繊維とビタミンC以外のすべてを含むので、完全栄養食といわれる卵。アレンジをきかせて、こまめに取り入れましょう。

ひと口サイズの食べやすさが◎
うずらの煮卵

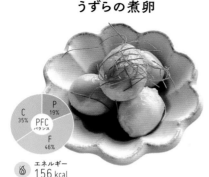

C 35% / PFC バランス / P 19% / F 46%

🔥 エネルギー
156 kcal

材料（2〜3人分）

うずらの卵（水煮）…15〜20個

A
- しょうゆ…大さじ2
- 砂糖…大さじ1½
- 酒・みりん…各大さじ1
- 酢…小さじ1
- すりおろしにんにく・すりおろししょうが
  …各小さじ½

糸唐辛子…適量

作り方

① 保存容器にⒶを入れて混ぜ合わせ、うずらの卵を加え、数時間〜一晩おく。

② 器に盛り、糸唐辛子をのせる。

ゆで卵は食べ飽きない
ようにアレンジ必須！
ゆで卵の塩昆布あえ

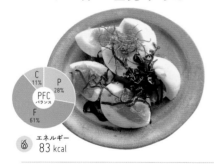

C 11% / PFC バランス / P 28% / F 61%

🔥 エネルギー
83 kcal

材料（2人分）

ゆで卵…2個

A
- 塩昆布…3g
- ごま油…小さじ½

糸唐辛子…適量

作り方

① ボウルにⒶを入れて混ぜ合わせ、ゆで卵を加えてあえる。

② 4等分に切って器に盛り、糸唐辛子をのせる。

水を加えてふわふわ＆
プルプル食感に！
ふわプル卵焼き

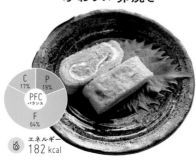

C 17% / PFC バランス / P 19% / F 64%

🔥 エネルギー
182 kcal

材料（2人分）

A
- 溶き卵…3個分
- 水…大さじ2
- 砂糖・白だし…各大さじ1

オリーブオイル
…大さじ1

青じそ…適量

作り方

① ボウルにⒶを入れてよく混ぜ合わせる。

② 卵焼き器にオリーブオイルを中火で熱し、①を⅓量流し入れ、手前から巻いていく。残りの卵液を2回に分けて焼く。

③ 器に青じそを敷き、お好みの大きさに切った②をのせる。

調理なし！ 栄養価アップ！ 手間ゼロ小鉢

ゆで卵

ビタミンCと食物繊維以外を含む「完全栄養食品」。たんぱく質もとれるので、腹もちも抜群。コンビニでも買える。

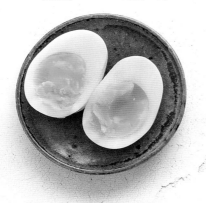

ミニトマト

若々しさを保つためにも欠かせない、抗酸化作用の強いβ-カロテンとリコピンの含有量が多い。

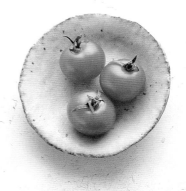

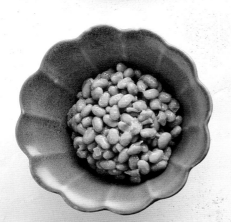

納豆

たんぱく質がしっかりととれて、栄養価が高い。大豆を発酵させているので、大豆にはない栄養素も含まれる。

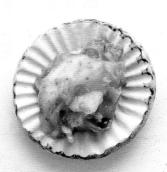

キムチ

乳酸菌の数が多い発酵食品で、腸内環境をととのえる効果が期待できる。塩分は高めなので、食べすぎには注意。

買ってすぐに使えるおかずやトッピングで、味の変化を楽しんだり、
栄養と彩りも手軽にアップ！　お弁当の隙間埋めにもおすすめです。

たくあん

大根を使っているので、ビ
タミンCや食物繊維がとれる。
カリウムも含まれるので、夏
バテ予防にも取り入れて。

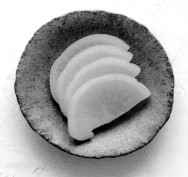

梅干し

梅干しに豊富に含まれるクエ
ン酸は、疲労回復に◎。乳酸
を体外へ排出してくれるので、
運動の途中に食べても。

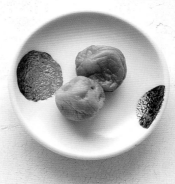

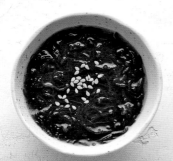

もずく

ダイエット中の人にも、成長
期の子どもにも欠かせないミ
ネラルが豊富。小分けパック
をストックしておくと便利。

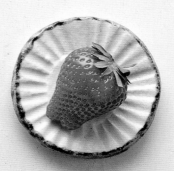

季節の果物

いちごやみかん、ぶどう、り
んごなど、季節ごとにいちば
んおいしくて栄養価が高い、
旬の果物を取り入れて。

Part

3

一品でお腹満足・
栄養ばっちり

人気の
パパッと
ごはん

しっかりとごはんを食べるときも、
たんぱく質の豊富な具材をのせて、
栄養バランス&食べ応え抜群の丼物に！
ごはんは寝かせ酵素玄米（p.14）に代えるのもおすすめです。

ペロリといけちゃう最高の一杯！

まぐろの麻薬丼

材料（1人分）

まぐろ（刺身用さく／1cm幅に切る）…150g

Ⓐ
- 玉ねぎ（みじん切り）…¼個分
- 長ねぎ（みじん切り）…¼本分
- 水・しょうゆ…各100mℓ
- 砂糖…大さじ3
- 白いりごま・赤唐辛子（輪切り）…各大さじ1
- 鶏がらスープの素…小さじ2
- すりおろしにんにく…小さじ1～2

温かいごはん…1膳分

卵黄…1個分

青じそ（せん切り）…適量

作り方

器にごはんを盛り、まぐろを放射状に並べ、中央に青じそを盛り、くぼみを作って卵黄をのせる。混ぜ合わせたⒶを回しかける。

> **memo**
>
> まぐろは部位によっては脂質が多くなりますが、赤身であればヘルシーで、たんぱく質量は肉類を上回るほど。たんぱく質は筋肉を作るというイメージが強いですが、髪の毛や皮ふ、内臓などを構成するためにも欠かせません。

糖質	たんぱく質
75.6g	**54.4**g
脂質	エネルギー
22.7g	**711**kcal

PFC バランス

P たんぱく質 25%

F 脂質 25%

C 炭水化物 50%

一品でお腹満足・栄養ばっちり 人気のパパッとごはん

魚臭さも気にならないから、子どもにもおすすめ！

さば缶の卵とじ丼

材料（1人分）

さば缶（水煮）…1缶

溶き卵…1個分

Ⓐ 砂糖・しょうゆ・みりん…各大さじ2

ごま油…大さじ1

温かいごはん…1膳分

卵黄…1個分

小ねぎ（小口切り）…適量

作り方

① フライパンにごま油を中火で熱し、さばを汁ごと入れて、軽くほぐしながら炒める。Ⓐを加えて汁けが少なくなるまで煮詰める。

② ①に溶き卵を流し入れ、固まってきたら軽く混ぜ合わせる。

③ 器にごはんを盛り、②をのせる。中央にくぼみを作って卵黄をのせ、小ねぎを散らす。

memo

ごはんがすすむようにしっかりめに味をつけているので、おかずとして食べる場合は、Ⓐの調味料をすべて大さじ1に減らして作ると、ちょうど良い味になります。

一品でお腹満足・栄養ばっちり **人気のパパッとごはん**

糖質 **65.5** g
たんぱく質 **52.0** g
脂質 **43.5** g
エネルギー **869** kcal

PFC バランス
C 炭水化物 40%
P たんぱく質 20%
F 脂質 40%

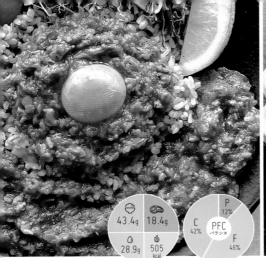

43.4g　18.4g

28.9g　505 kcal

P 12%

F 46%

C 42%

PFC バランス

野菜の旨みが溶け込んで美味!

たっぷり野菜のキーマカレー

材料（3〜4人分）

合いびき肉…200 g

A ┌ 玉ねぎ（みじん切り）・パプリカ
　（赤・黄／みじん切り）…各½個分
　└ エリンギ（みじん切り）…100 g

にんにく（みじん切り）…2 かけ分

バター…20 g

塩・粗びき黒こしょう…各適量

B ┌ カットトマト缶…1 缶
　カレー粉…大さじ 5〜6
　└ 砂糖・ウスターソース…各大さじ 1

温かいごはん・卵黄・ミックスサラダ・
　レモン・パセリ（乾燥）…各適量

作り方

① フライパンにバター10 g とにんにく
を弱火で熱し、香りが出たらひき肉を
入れて、色が変わるまで炒める。Ⓐを
加えて炒め合わせ、全体がしんなりし
たらⒷを加えて混ぜ、弱火で5 分ほど
煮る。残りのバターを加えて混ぜ、塩、
粗びき黒こしょうで味をととのえる。

② 器にごはんを盛り、①をかけ、卵黄を
のせ、サラダ、レモン、パセリを飾る。

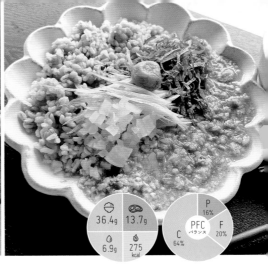

36.4g　13.7g

6.9g　275 kcal

P 16%

F 20%

C 64%

PFC バランス

梅干しをのせてアクセントに

健康和風だしカレー

材料（3〜4人分）

鶏ひき肉…200 g

A ┌ 長ねぎ（みじん切り）・
　└ エリンギ（みじん切り）…各2 本分

酒…50㎖

塩…小さじ½

B ┌ だし汁…300㎖
　カレー粉…大さじ 1½
　└ めんつゆ（4 倍濃縮）…大さじ 1

温かいごはん…適量

C ┌ 梅干し・青じそ（せん切り）・
　みょうが（せん切り）・
　たくあん（みじん切り）
　└ …各適量

作り方

① フッ素樹脂加工のフライパンを中火で
熱し、Ⓐを入れ、ひき肉の色が変わる
まで炒める。酒、塩を加えて混ぜ、蓋
をして5 分ほど蒸し焼きにする。Ⓑを
加えて混ぜ、さらに5 分ほど煮込む。

② 器にごはんを盛り、①をかけ、Ⓒをの
せる。

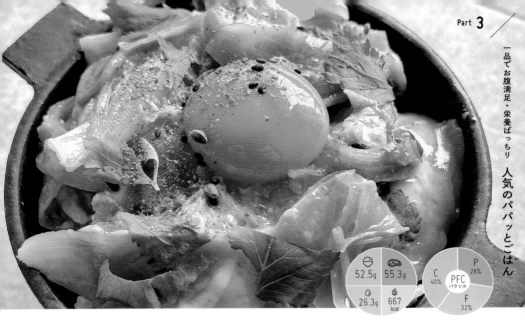

🍚 52.5g	🍖 55.3g		
💧 26.3g	🔥 667 kcal		

PFC バランス P 28% C 40% F 32%

プルプルに仕上がる鶏むね肉を仕込んで!

ヘルシー親子丼

材料（2人分）

鶏むね肉（皮を取り除いて大きめの
　ひと口大に切る）…250〜300g

三つ葉（2〜3㎝長さに切る）
　…½束分

卵…4個

片栗粉…大さじ1

```
┌ 玉ねぎ（1〜2㎝幅のくし形切り）
│　　…½〜1個分
│ 水…100㎖
A  しょうゆ・みりん…各大さじ2
│ 砂糖…小さじ2
└ 鶏がらスープの素…小さじ1
```

オリーブオイル…大さじ1

温かいごはん・七味唐辛子…各適量

作り方

① ポリ袋に鶏肉、片栗粉を入れてよく揉み込む。

② フライパンにオリーブオイルを中火で熱し、①を入れて焼き、焼き色がついたら上下を返して蓋をする。弱火で2分ほど蒸し焼きにして一度取り出す。

③ フライパンをさっと拭き、Ⓐを入れて煮立たせ、中火で3分ほど煮る。②を戻し入れてさらに3分ほど煮込む。

④ ボウルに卵を2個割り入れる。残りの2個は卵白のみ入れて、卵黄はとっておく。よく溶きほぐしたら、半量を③に流し入れ、蓋をして弱火で1分ほど煮る。残りの卵液も同様にする。

⑤ 器にごはんを盛り、④をのせ、中央にくぼみを作って卵黄をのせる。三つ葉を散らして七味唐辛子をふる。

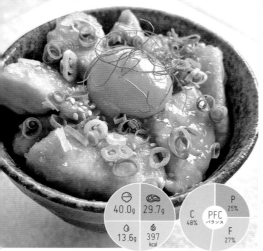
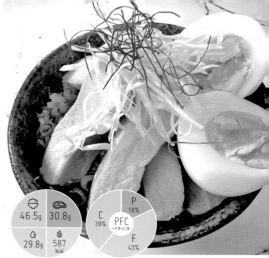

40.0g 29.7g	46.5g 30.8g
13.6g 397kcal	29.8g 587kcal
PFC バランス P25% F27% C48%	PFC バランス P18% F43% C39%

オイスターソースでパンチのある味つけに

やわらかスパイシー照りたま丼

しっとりチャーシューが止まらないおいしさ！

蒸し豚チャーシュー丼

材料（2〜3人分）

鶏むね肉（皮を取り除いて、
　一口大に切る）…300 g
Ⓐ 片栗粉…大さじ2
　すりおろしにんにく…小さじ1
　塩・こしょう…各少々
Ⓑ 酒・しょうゆ・みりん…各大さじ1
　オイスターソース…大さじ½
　はちみつ…小さじ1
オリーブオイル…大さじ1
温かいごはん…2〜3膳分
卵黄…2〜3個
Ⓒ 小ねぎ（小口切り）・白いりごま・
　糸唐辛子…各適量

材料（2〜3人分）

豚ロース厚切り肉（フォークなどで
　数カ所穴をあける）…300 g
Ⓐ しょうゆ…大さじ4
　砂糖（またははちみつ）…大さじ2〜3
　酒・みりん…各大さじ2
　酢…大さじ½
　すりおろしにんにく・
　　すりおろししょうが…各小さじ1
温かいごはん…2〜3膳分
小ねぎ（小口切り）・ゆで卵（半分に切る）・
　白髪ねぎ・糸唐辛子…各適量

作り方

① ポリ袋に鶏肉、Ⓐを入れてよく揉み込む。
② フライパンにオリーブオイルを中火で熱し、①を入れて焼き、焼き色がついたら上下を返して蓋をして、弱火で3分ほど蒸し焼きにする。混ぜ合わせたⒷを加えて煮からめる。
③ 器にごはんを盛り、②、卵黄をのせ、Ⓒをのせる。

作り方

① 保存袋に豚肉、Ⓐを入れてよく揉み込み、袋の空気を抜いて口を閉じ、常温で10〜15分おく。
② 鍋にたっぷりの湯を沸かし、①を入れて火を止め、蓋をして45〜60分おく。
③ 器にごはんを盛り、小ねぎを散らし、ゆで卵、食べやすい大きさに切った②、白髪ねぎ、糸唐辛子をのせる。

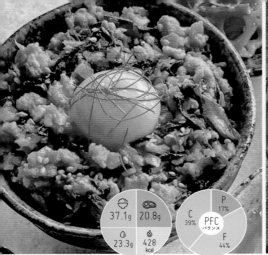
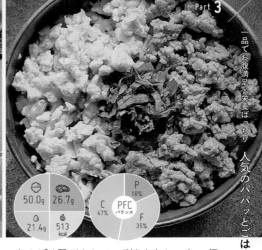

🍚 37.1g	🥩 20.8g		P 17%
💧 23.3g	🔥 428 kcal	C 39% PFC バランス	F 44%

🍚 50.0g	🥩 26.7g		P 18%
💧 21.4g	🔥 513 kcal	C 47% PFC バランス	F 35%

豆板醬でつけたピリッとした辛味で食欲増進！

ピリ辛肉そぼろ丼

材料（2人分）

豚ひき肉…150g
にんじん（みじん切り）…½本分
すりおろしにんにく…小さじ1

Ⓐ にら（3〜5cm長さに切る）…½束分
しょうゆ・みりん…各小さじ2
オイスターソース・豆板醬…各小さじ1

ごま油…大さじ½
温かいごはん…2膳分
卵黄…2個分
糸唐辛子…適量

作り方

① フライパンにごま油、すりおろしにんにくを中火で熱し、香りが出たらひき肉、にんじんを入れて炒める。火が通ったらⒶを加え、にらがしんなりするまで炒める。

② 器にごはんを盛り、①をのせる。中央にくぼみを作って卵黄をのせ、糸唐辛子をのせる。

たんぱく質がとれて、彩りもきれいな一杯

そぼろ丼

材料（2〜3人分）

鶏ひき肉…300g

Ⓐ 砂糖・酒・しょうゆ・みりん…各大さじ2
すりおろししょうが…適量

Ⓑ 溶き卵…3個分
砂糖…大さじ2
みりん…大さじ1
しょうゆ…小さじ½

オリーブオイル…大さじ1
温かいごはん…2〜3膳分
青じそ（せん切り）…適量

作り方

① フッ素樹脂加工のフライパンを中火で熱し、ひき肉を入れて色が変わるまで炒める。Ⓐを加えて煮詰めたら取り出す。

② フライパンをさっと拭き、オリーブオイルを中火で熱し、よく混ぜ合わせたⒷを流し入れて炒り卵を作る。

③ 器にごはんを盛り、①、②を盛りつけ、青じそをのせる。

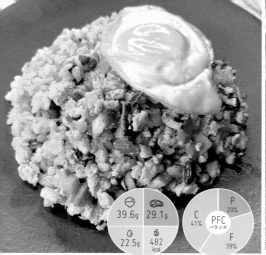

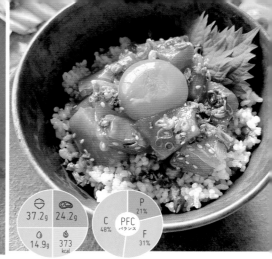

39.6g	29.1g		P 20%
22.5g	482 kcal	C 41%	PFC バランス
			F 39%

37.2g	24.2g		P 21%
14.9g	373 kcal	C 48%	PFC バランス
			F 31%

まとめて作って、ごはんにのせるだけ！

和風ガパオライス

材料（5人分）

鶏ひき肉…500ｇ
- ピーマン（1〜2cm角に切る）…3個分
A
- エリンギ（1〜2cm角に切る）…2本分
- パプリカ（赤／1cm角に切る）…1個分
- 玉ねぎ（1〜2cm角に切る）…½個分

青じそ（ちぎる）…15〜20枚分
塩・こしょう…各適量
- すりおろしにんにく…2かけ分
B
- 酒・しょうゆ…各大さじ3
- 砂糖・オイスターソース…各大さじ1½
- 鶏がらスープの素…大さじ1

オリーブオイル…大さじ2
温かいごはん・目玉焼き…各適量

作り方

1. フライパンにオリーブオイルを中火で熱し、ひき肉を入れて炒め、色が変わったら塩、こしょうを加える。Ⓐを加えて炒め、しんなりしたらⒷを加えて、汁けがなくなるまで炒める。火を止め、青じそを加えて混ぜ合わせる。

2. 器にごはんを盛り、①、目玉焼きをのせる。

旨ダレでかき込みたくなる丼レシピ

まぐろのポキ丼

材料（2〜3人分）

まぐろ（刺身用さく／2cm角に切る）…200ｇ
- しょうゆ…大さじ4
- みりん（アルコール分は飛ばす）…大さじ2
A
- ごま油…大さじ½
- すりおろしにんにく・わさび・
- 白いりごま…各少々

温かいごはん・青じそ・小ねぎ
（小口切り）・卵黄…各適量

作り方

1. ボウルにⒶを入れて混ぜ合わせ、まぐろを加えて冷蔵庫で15分ほどおき、味をなじませる。

2. 器にごはんを盛り、青じそを敷き、①をのせ、小ねぎを散らす。中央にくぼみを作って卵黄をのせる。

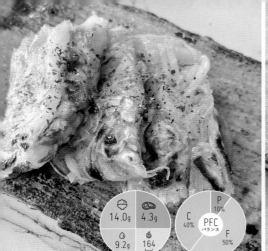

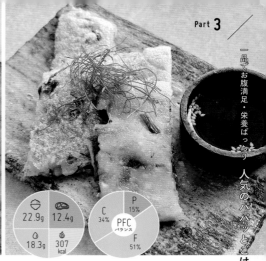

🍚 14.0g	🥩 4.3g	P 10%	
💧 9.2g	🔥 164 kcal	C 40% PFC バランス F 50%	

アツアツを頬張りたい！

キムチーズサンド

材料（2人分）

じゃがいも（5mm幅の細切り）…小1個分
玉ねぎ（薄切り）…¼個分
白菜キムチ…30g
ピザ用チーズ…20g
Ⓐ 片栗粉…大さじ2
　 塩・こしょう…各適量
オリーブオイル…大さじ1
パセリ（乾燥）…適量

作り方

① ポリ袋にじゃがいも、玉ねぎ、Ⓐを入れて全体にまぶす。

② フライパンにオリーブオイルを中火で熱し、①を入れ、押し潰して平らに広げる。蓋をして4分ほど蒸し焼きにして、蓋を取って上下を返し、さらに4分ほど焼く。半面にキムチ、ピザ用チーズをのせて半分に折りたたみ、チーズが溶けるまで焼く。

③ 食べやすい大きさに切って器に盛り、パセリをふる。

🍚 22.9g	🥩 12.4g	P 15%	
💧 18.3g	🔥 307 kcal	C 34% PFC バランス F 51%	

低糖質だから、安心して食べられる！

やせるチヂミ

材料（3人分）

絹ごし豆腐…1丁（300〜400g）
にら（2〜3cm長さに切る）…½束分
ツナ缶（オイル漬け）…1缶
Ⓐ 片栗粉…大さじ8
　 ごま油…大さじ1
　 鶏がらスープの素…小さじ2
ごま油…大さじ1
糸唐辛子・ポン酢しょうゆ・白いりごま
　…各適量

作り方

① ポリ袋に豆腐、にら、汁けをきったツナ、Ⓐを入れて混ぜ、よくこねる。

② フライパンにごま油を中火で熱し、①の半量を入れ、円形に広げて5分焼き、上下を返して5分ほど焼く。残りも同様に焼く。

③ 食べやすい大きさに切って器に盛り、糸唐辛子をのせ、白いりごまを加えたポン酢しょうゆを添える。

ヘルシーなだけじゃない！
たんぱく質もとれて◎
しらたき担々麺

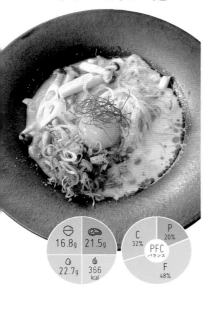

<table>
<tr><td>🍚
16.8g</td><td>🍖
21.5g</td><td rowspan="2">C
32%</td><td rowspan="2">P
20%</td></tr>
</table>

🍚 16.8g 🍖 21.5g
💧 22.7g 🔥 366kcal

PFC
バランス
C 32% / P 20% / F 48%

材料（1人分）

しらたき
　…1袋（200ｇ）
納豆…1パック
長ねぎ（5mm幅
　の斜め切り）・
しめじ（石づきを
　切り落として
　ほぐす）…各適量

A
┌ 水・牛乳（または無調整豆乳）
│ 　…各80mℓ
│ 白すりごま…大さじ1～2
│ 鶏がらスープの素・みそ
│ 　…各小さじ2
│ すりおろしにんにく・すりおろし
└ 　しょうが…各小さじ½
卵黄…1個分
小ねぎ（小口切り）・糸唐辛子…各適量

作り方

① しらたきはザルに入れ、流水で軽く洗い、塩小さじ
　1（分量外）をふって揉み込み5分ほどおく。流水
　で流して水けをきり、中火で熱したフライパンに入
　れ、5分ほど乾煎りする。

② 鍋に①、納豆を入れ、ねばりがなくなるまで中火で
　炒める。Ⓐを加えて混ぜ、長ねぎ、しめじを加え、
　しめじに火が通るまで煮る。

③ 器に盛り、卵黄、小ねぎ、糸唐辛子をのせ、お好み
　でラー油をたらす。

おいしいスープを作って、
ラーメン欲に応える！
しらたきラーメン

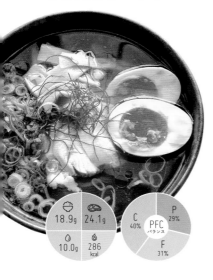

🍚 18.9g 🍖 24.1g
💧 10.0g 🔥 286kcal

PFC
バランス
C 40% / P 29% / F 31%

材料（1人分）

しらたき（上記「しらたき
　担々麺」作り方①同様に
　下ごしらえをする）
　…1袋（約200ｇ）
水…600mℓ

A
┌ しょうゆ…大さじ2
│ 鶏がらスープの素
│ 　…大さじ1
│ すりおろしにんにく・
└ 　ごま油…各小さじ1
煮卵（半分に切る）…1個分
鶏むね肉のチャーシュー（p.26）・
　メンマ・小ねぎ（小口切り）・
　糸唐辛子…各適量

作り方

① 鍋に水を入れ、沸とうしたらⒶを加えて混ぜ、器に
　入れる。

② ①にしらたきを入れ、鶏むね肉のチャーシュー、煮
　卵、メンマ、小ねぎ、糸唐辛子をのせ、お好みでラ
　ー油をたらす。

ソースや青のりが香ばしい！

しらたき焼きそば

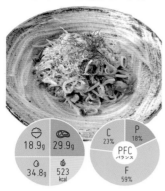

18.9g　29.9g

34.8g　523kcal

C 23%　P 18%

PFCバランス

F 59%

材料（1人分）

しらたき（p.94「しらたき担々麺」作り方①同様に下ごしらえをする）…1袋分（約200ｇ）

カット野菜…1袋

ツナ缶（オイル漬け）…2缶

Ⓐ ウスターソース…大さじ2

鶏がらスープの素・しょうゆ…各小さじ1

ごま油…小さじ1

小ねぎ（小口切り）・かつお節・青のり・糸唐辛子…各適量

作り方

① フライパンにごま油を中火で熱し、しらたき、カット野菜、汁けをきったツナ、Ⓐを入れ、野菜に火が通るまで炒める。

② 器に盛り、小ねぎ、かつお節、青のりを散らして糸唐辛子をのせる。

キャベツやきのこで
食べ応えアップ！

しらたきペペロン

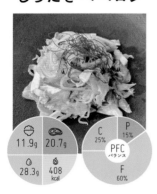

11.9g　20.7g

28.3g　408kcal

C 25%　P 15%

PFCバランス

F 60%

材料（1人分）

しらたき（p.94「しらたき担々麺」作り方①同様に下ごしらえをする）…1袋分（約200ｇ）

キャベツ（ざく切り）…⅛個分

エリンギ（縦横に半分に切り、5mm幅の薄切り）…2本分

ツナ缶（オイル漬け）…1缶

Ⓐ にんにく（薄切り）…1〜2かけ分

赤唐辛子（輪切り）…適量

オリーブオイル…大さじ1

塩・こしょう・糸唐辛子…各適量

作り方

① フライパンにオリーブオイル、Ⓐを中火で熱し、香りが出たらキャベツ、エリンギを加えて炒める。しんなりしたらしらたき、汁けをきったツナを加えて混ぜ合わせ、塩、こしょうで味をととのえる。

② 器に盛り、糸唐辛子をのせる。

モリモリとのせたトッピングで
見た目も華やか！

しらたき冷麺

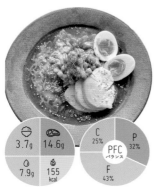

3.7g　14.6g

7.9g　155kcal

C 25%　P 32%

PFCバランス

F 43%

材料（1人分）

しらたき（p.94「しらたき担々麺」作り方①同様に下ごしらえをする）…1袋分（約200ｇ）

Ⓐ 水…200㎖

酢…大さじ2

しょうゆ…大さじ½

鶏がらスープの素・ごま油…各小さじ1

鶏ハム（p.20／5mm〜1cm幅の薄切り）…50ｇ

白菜キムチ・オクラ（ガクをむきレンジで2分加熱し、小口切り）…各30ｇ

納豆…1パック

ゆで卵（半分に切る）…1個分

白いりごま・糸唐辛子…各適量

作り方

器にⒶを入れて混ぜ、しらたきを加える。鶏ハム、オクラ、キムチ、納豆、ゆで卵をのせ、白いりごまをふり、糸唐辛子をのせる。

▶ 白い器には彩り豊かな
ビタミンカラーを

シンプルな白い器も、料理の色を最大限に引き立てるアイテム。盛りつけるなら、ビタミンカラーのおかずを。

▶ 花形と丸形を合わせる

同じ形の器を並べるだけだと、単調な印象に。例えば、花形と丸形、長方形を組み合わせるとリズムがつく。

column

献立作りが簡単になる!
僕の器の選び方

料理嫌いだった僕が料理を作るようになったのは、素敵な器に出会い、その魅力を知ったから。お気に入りの作家の器を食卓に並べるだけでワクワクしますし、料理を作りたくなります。器は洋服と一緒で、料理を引き立てて美しく見せてくれるもの。だからこそ、シンプルな白や黒、グレーなどモノトーンの器を選びます。また、豆皿を揃えてお

くと見た目の満足感を得られます。そして、こだわりたいのが器の並べ方。シンメトリーに並べると一気に素敵な印象になります。最近では、器が好きすぎて、オリジナルの器をプロデュースしてしまったほど。器選びを楽しむことは、料理を好きになるための第一歩。ぜひ、お気に入りの器を手に入れて、料理を楽しんでみてください。

▶ 魚の塩焼きには
下に笹の葉を敷く

魚の塩焼きなどの和の魚の焼き物の下には、笹の葉を敷くことで、グンと品が出て料亭級の見た目に。

▶ 黒や水色の器を入れて
印象を締める

シンプルな白、グレーの器の中に、黒や水色などの器を組み合わせることで、全体の印象をグッと引き締めて。

▶左右対称で統一感を出す

器の並べ方としてこだわっているのは、左右対称（シンメトリー）。上から見るとグッとおしゃれな印象に。

▶豆皿を効果的に使う

豆皿は色や形を揃えておくと、並べるときに統一感が出て印象が決まりやすい。副菜を一品ずつ盛りつけて。

▶おぼんやランチョンマットにのせることで統一感を出す

茶碗とお椀、中皿、豆皿を数枚並べるとき、おぼんにのせると統一感が出る。丸形や四角形など好みの形で。

Part

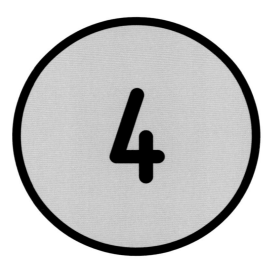

まずはマネして
組み合わせて

献立の
作り方

好きなものを組み合わせて楽しむのがいちばん。
そして、自分や家族の体調、気分に合わせて
オリジナル献立を作ってみてください。

きれいにやせたい人の献立

きれいにやせるために大切なのは、なんと言ってもたんぱく質。たんぱく質をしっかりととり、DHA＆EPAのオメガ3系脂肪酸が豊富な魚や油を取り入れ、美肌やアンチエイジングに効果的な抗酸化ビタミン、ミネラルが豊富な野菜や海そうなどを組み合わせるのがポイントです。なるべく、揚げ物は避け、ごはんの量を80gにして、摂取カロリーは一食500kcal前後を目安にしましょう。

献立Point

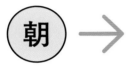

良質なたんぱく質をしっかり食べて

朝はごはんを食べない、またはスムージーやサラダだけでおしまい、という人も多いのでは？　朝こそ、たんぱく質を中心にバランス良く食べることが大切です。急激な血糖値の上昇を防ぐとともに代謝がアップし、消費カロリーを増やすといううれしいメリットも。魚介や卵、豆腐など調理しやすいたんぱく質を取り入れましょう。

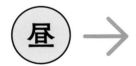

パスタなどの単品でもバランス良く

昼は活動する時間帯なので、しっかりと食べてOK。ただし、基本はたんぱく質をしっかりと、栄養バランスの良い食事をとること。外食する機会もあるかもしれませんが、その際はパスタなど単品だけにならないようにバランス良く。とくに主食の量は控えめに、なるべく赤、黄、緑の野菜も一緒に食べるように心がけましょう。

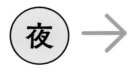

朝、昼よりも少なめの食事がベター

夜は一日の最後の食事。あとは寝るだけなので、朝、昼よりも食事量は少なめに。食べるなら、魚や豆腐などのヘルシー食材を選んで食べるようにしましょう。朝、昼を通し、食べられなかった食材があれば、不足している野菜や海そう類、きのこなどを取り入れて食べるのもおすすめです。ごはんはあくまでも少なめを心がけて。

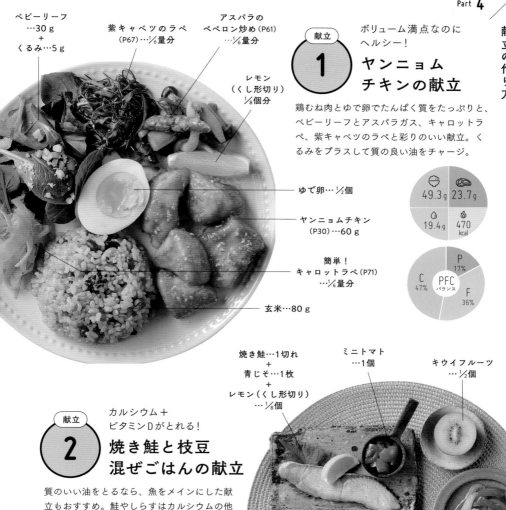

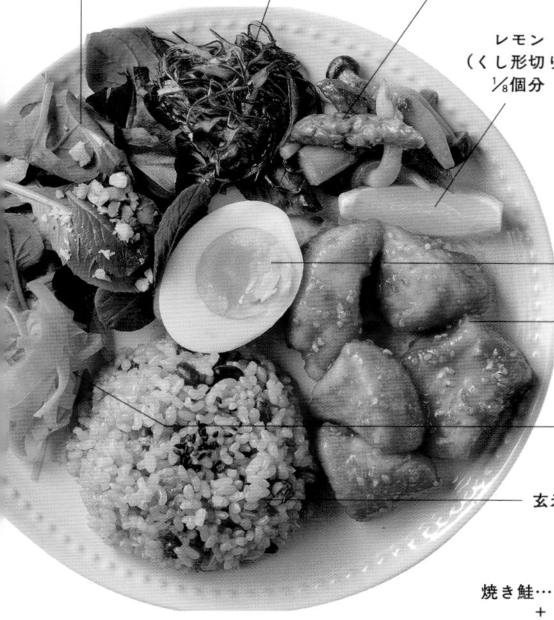
ベビーリーフ
…30ｇ
＋
くるみ…5ｇ
紫キャベツのラペ
(P67)…1/6量分
アスパラの
ペペロン炒め(P61)
…1/6量分
レモン
(くし形切り)
1/8個分
ゆで卵…1/2個
ヤンニョムチキン
(P30)…60ｇ
簡単！
キャロットラペ(P71)
…1/6量分
玄米…80ｇ

献立 1

ボリューム満点なのに
ヘルシー！

ヤンニョムチキンの献立

鶏むね肉とゆで卵でたんぱく質をたっぷりと、ベビーリーフとアスパラガス、キャロットラペ、紫キャベツのラペと彩りのいい献立。くるみをプラスして質の良い油をチャージ。

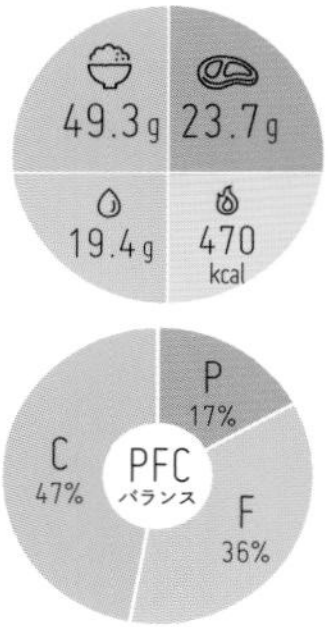
49.3g
23.7g
19.4g
470
kcal
P
17%
C
47%
PFC
バランス
F
36%

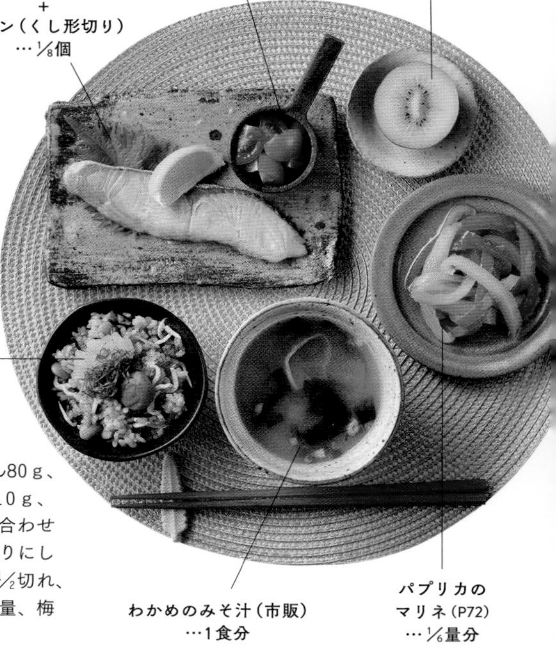
焼き鮭…1切れ
＋
青じそ…1枚
＋
レモン(くし形切り)
…1/8個
ミニトマト
…1個
キウイフルーツ
…1/2個
わかめのみそ汁(市販)
…1食分
パプリカの
マリネ(P72)
…1/6量分

献立 2

カルシウム＋
ビタミンDがとれる！

焼き鮭と枝豆混ぜごはんの献立

質のいい油をとるなら、魚をメインにした献立もおすすめ。鮭やしらすはカルシウムの他にビタミンDも豊富なので骨を強くしてくれます。パプリカやトマトの副菜で彩りよく。

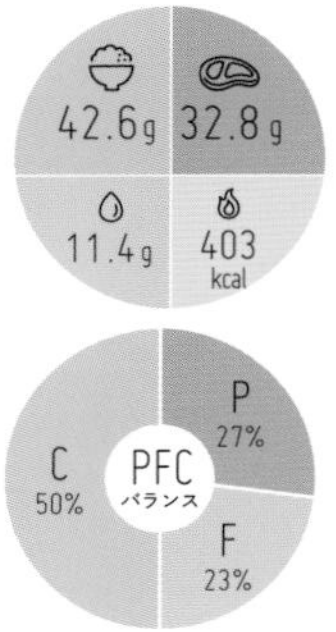
42.6g
32.8g
11.4g
403
kcal
P
27%
C
50%
PFC
バランス
F
23%

枝豆混ぜごはん

材料と作り方(1人分)

ボウルに温かい玄米ごはん80ｇ、枝豆15ｇ、しらす干し10ｇ、塩昆布3ｇを入れて混ぜ合わせて器に盛り、粗みじん切りにしたたくあん(3㎜厚さ)1/2切れ、せん切りにした青じそ適量、梅干し1個をのせる。

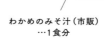

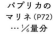

きれいな筋肉をつけたい人の献立

きれいな筋肉がついた体を手に入れたい人は、効果的なたんぱく質の取り入れ方を身につけましょう。また、筋肉をつけるために必要なエネルギーを糖質で補給し、代謝を促すビタミンB群、ケガや貧血を起こさないようにビタミンC、カルシウム、鉄もとるようにします。筋肉は筋トレをした1〜3日の間につくこともわかっているので、筋トレをしない日もたんぱく質はしっかり取り入れましょう。

献立 Point

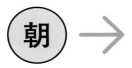

筋トレ後にたんぱく質をしっかりとって

朝ごはんは、筋トレをした後に食べるのがベター。運動をするとエネルギーの消費量が増えるので、たんぱく質が不足すると筋肉の分解も進んでしまいます。ゆで卵や鶏むね肉などの高たんぱくの食材と糖質をしっかりと食べてエネルギーを補充し、筋肉の分解を防ぎましょう。副菜でビタミンB群、C、鉄を補給しましょう。

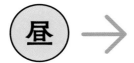

日中も変わらずにたんぱく質の摂取を

一日の中で学校や仕事でトレーニングできない時間帯でも、たんぱく質は意識します。魚介や肉料理とごはんやパスタなど、たんぱく質と糖質をセットで考えます。ただし、カロリー過多にならないように注意して。また、部活などで夕方にトレーニングする場合は、糖質とたんぱく質をしっかり食べてエネルギーを補充しましょう。

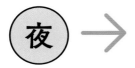

軽めの食事をしてから筋トレも◎

筋トレの前と後で食事ができるとベスト。筋トレ前は、軽めのたんぱく質と糖質を2時間前にはとり、筋トレ後は45分以内にたんぱく質と糖質をとるようにしましょう。たんぱく質は魚介と肉、豆腐など数種類を組み合わせると◎。疲労回復のためには、抗酸化ビタミンが豊富な副菜や果物を数品組み合わせて食べましょう。

献立
1

高たんぱく、食欲アップできる！
まぐろの麻薬丼献立

まぐろと厚揚げ、納豆の動物性たんぱく質と植物性のたんぱく質を組み合わせてしっかりとアミノ酸を補給しましょう。抗酸化ビタミンの野菜や果物も忘れずに取り入れて。

白菜キムチ
…30g

納豆…1パック
＋
小ねぎ（小口切り）…適量

キウイフルーツ
…½個

66.4g	43.9g
25.7g	671 kcal

PFC
バランス
P 22%
F 31%
C 47%

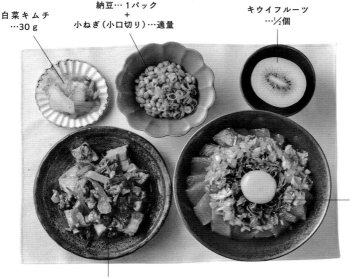

ミニまぐろの麻薬丼（P84）
…ごはんは80g、
まぐろは½量に

厚揚げの中華風みそ炒め（P77）…⅙量分

献立
2

高たんぱく＆低脂質＆
抗酸化ビタミン豊富！
鶏むね肉の
チャーシューの献立

鶏むね肉とゆで卵でたんぱく質をしっかりチャージ。にんじん、アスパラガス、いちごの抗酸化ビタミンで疲労回復を促しましょう。ごはんもしっかりと食べることが大切です。

67.1g	45.9g
20.0g	636 kcal

PFC
バランス
P 24%
F 26%
C 50%

いちご…2個

にんじん
しりしり（P71）
…⅓量分

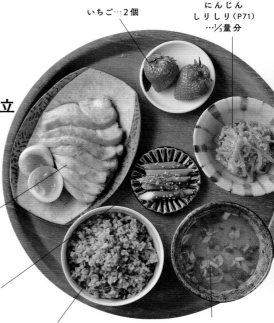

鶏むね肉の
チャーシュー（P26）
…⅓量分

おつまみアスパラ
（P61）…1人分

玄米ごはん…80g

ねぎのみそ汁（市販）
…1食分

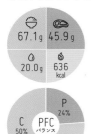

育ち盛りの成長を応援する献立

育ち盛りの子どもの成長で注目すべきなのが、基礎代謝量と成長エネルギー。年齢や性別によって変わりますが、子どもの基礎代謝基準値（kcal／kg体重／日）は大人に比べると2〜3倍高く、成長に必要なエネルギー量も多くなるので、しっかりと食事をとる必要があります。また、体を作るために必要な、たんぱく質、カルシウム、鉄もしっかりと意識して取り入れるようにしましょう。

献立 Point

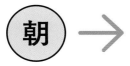

朝はカルシウムとビタミンDを意識して

登園、登校するときに外に出て日光を浴びるので、朝ごはんには小魚やきのこなど、カルシウムとビタミンDを意識しましょう。朝ごはんをしっかり食べてから外に出ると、強い骨が作られ、成長が促されます。寝坊などで食べる時間がないときは、鮭やしらすのおにぎりと野菜たっぷりの汁物があれば十分に栄養を補給できます。

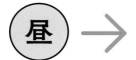

三大栄養素とビタミン、ミネラルを補給

昼ごはんは、お弁当や給食のことが多いかもしれません。活動量が上がる昼は、糖質、たんぱく質、脂質の三大栄養素とビタミン、ミネラルなどをバランスよくとれる食事が理想的。給食なら心配ありませんが、お弁当などのときは、本書の献立を意識して、たんぱく質と野菜の副菜を組み合わせて、お弁当に詰めましょう。

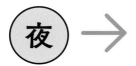

一日の食事で不足している栄養をカバー

夕食は、朝食と昼食で不足している栄養を意識しましょう。たんぱく質は肉や魚介、豆腐などでしっかりと補給します。カルシウムやビタミンDも不足していたら補うようにしましょう。そして、忘れてはならないのが、質の良い睡眠。寝ている間に分泌される成長ホルモンが阻害されないように、リンを含む加工品は避けましょう。

献立 **1**

体をしっかり作る！

青じそ鶏つくねの
お弁当

たんぱく質がしっかりとれる鶏つくねと卵焼きに、抗酸化ビタミンが豊富な副菜をお弁当に詰めましょう。たんぱく質、糖質、脂質、ビタミンがバランスよくとれるお弁当です。

76.1g	23.6g
25.6g	629kcal

P 13%
C 53% PFC バランス
F 34%

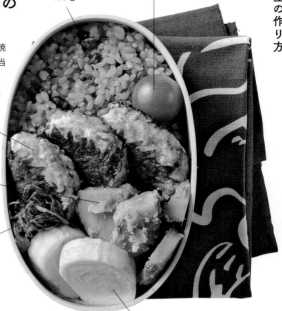

玄米ごはん
…150 g

ミニトマト
…1個

青じそ鶏つくね
（P44）…3個

かぼちゃの
ナッツあえ（P66）
…¼量分

紫キャベツのラペ
（P67）…⅙量分

ふわプル卵焼き（P79）
…2切れ分

ベビーリーフ…30 g
＋
ゆでブロッコリー…2房
＋
ミニトマト…2個
＋
レモン（くし形切り）…⅛個分

オレンジ
（くし形切り）
…⅙個分

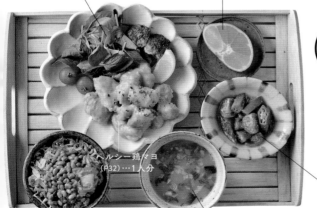

ヘルシー鶏マヨ
（P32）…1人分

納豆ごはん

材料（1人分）と作り方
器に温かい玄米ごはん180 gを盛り、しらす干し15 gを散らし、納豆1パック分をのせる。小口切りにした小ねぎ適量を散らし、白菜キムチ適量をのせる。

ねぎのみそ汁（市販）…1食分

献立 **2**

見た目もきれいで
食欲アップ！

ヘルシー
鶏マヨの献立

子どもが大好きな味のメインおかずと、納豆しらすごはんでたんぱく質、糖質、カルシウム、ビタミンDをチャージ。彩りのいい野菜の副菜と果物で抗酸化ビタミンを補給して。

オクラとトマトの
ごま酢あえ（P64）
…1人分

86.5g	47.5g
23.8g	753kcal

P 21%
C 53% PFC バランス
F 26%

ごはんの量は調整してね!

おすすめバズ献立 7

シーンに合わせて、本書で紹介しているおかずを組み合わせたおすすめのバズ献立をご紹介。彩りを考えながら組み合わせると自然に栄養バランスはととのいます。

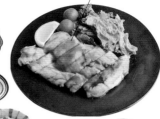

ガーリック
コンソメ枝豆 (P63)
…⅙量分

鶏むね肉の照り焼き (P40)
…100 g

1 作りおきを使って
ラクしながら
品数たっぷり
バランスの良い定食に

簡単!キャロット
ラペ (P71)
…¼量分

56.1g 35.2g
17.7g 541kcal

P 21%
PFC バランス
C 51%
F 28%

しめじのレンチン
なめたけあえ (P75)
…¼量分

もずく (P81)
…1パック

玄米ごはん
…80 g

2 家族にも喜ばれる
肉おかずのリクエスト
ごはんの量でそれぞれの
総カロリーを
コントロールしよう

キャベツの赤しそ
ふりかけあえ (P67)
…⅓量分

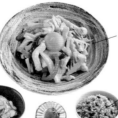

鶏むね肉の
チンジャオ
ロース— (P38)
…1人分

玄米ごはん
…80 g

きゅうりと
ツナのピリ辛あえ
(P68)…½量分

いちご (大)…1個

52.0g 37.4g
13.7g 484kcal

P 25%
PFC バランス
C 53%
F 22%

3 今日はバタバタだったので
丼ものでとにかく時短!
小鉢を添えれば
栄養バランスも
バッチリ

きゅうりともずくの
あえもの (P68)
…½量分

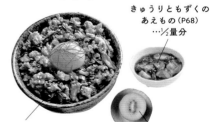

ピリ辛肉そぼろ丼
(P91)…1人分

キウイフルーツ
…½個

47.5g 22.3g
24.0g 486kcal

P 16%
PFC バランス
C 44%
F 40%

4 ランチが重めの日は、夜はヘルシーに！
しらたき麺で体リセット！

3色ナムル (P71)
…⅓量分

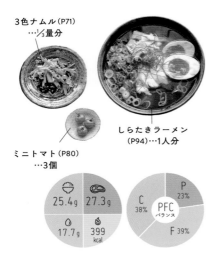

ミニトマト (P80)
…3個

しらたきラーメン
(P94)…1人分

🍚 25.4g	🥩 27.3g
💧 17.7g	🔥 399kcal

PFCバランス
P 23%
C 38%
F 39%

5 筋トレした日の食事はたんぱく質やビタミンを意識した
メインおかずを主役に！

鶏ハムのねぎ
塩ダレ (P20)
…100g

かぼちゃの
ナッツあえ (P66)
…¼量分

オクラと
しらすの
あえもの (P64)
…½量分

玄米ごはん
…80g

納豆 (P80)
…1パック

パプリカの
焼き浸し (P72)
…½量分

🍚 63.2g	🥩 44.3g
💧 22.9g	🔥 640kcal

PFCバランス
P 23%
C 47%
F 30%

6 おいしくボリューミーなので自信を持って出せちゃいます
誰かを招く日

紫キャベツの
ラペ (P67)
…¼量分

鶏むね肉の
ハニーマスタードチキン
(P28)…100g

じゃがいもの青じそ
ジェノベーゼ風 (P76)
…⅓量分

パプリカのマリネ (P72)
…¼量分

枝豆とれんこんの
ペペロン炒め (P63)
…½量分

🍚 27.2g	🥩 29.8g
💧 27.9g	🔥 491kcal

PFCバランス
P 20%
31%
F 49%

7 小鉢をメインにいろいろ並べて楽しい食卓に♫
たっぷり栄養がとれる副菜をチャージ

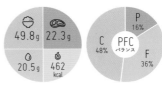

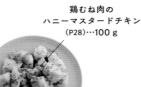

まぐろとアボカドの
ユッケ (P48)
…¼量分

ミニトマトの
塩昆布あえ
(P69)
…½量分

玄米ごはん
…80g

オクラとしらすの
あえもの (P64)…¼量分

コリンキーのナムル (P66)
…¼量分

🍚 49.8g	🥩 22.3g
💧 20.5g	🔥 462kcal

PFCバランス
P 16%
C 48%
F 36%

さくいん

肉類

● 豚肉
雲白肉（ウンパイロウ）…43
豚肉となすのとろみしょうが焼き
　…46
焼きなすの豚しゃぶ…70
蒸し豚チャーシュー丼…90

● 鶏肉
鶏ハムのねぎ塩ダレ…20
ハーブ鶏ハム…24
旨辛鶏ハム…24
コンソメ鶏ハム…24
鶏むね肉のチャーシュー…26
鶏むね肉のハニーマスタード
　チキン…28
ヤンニョムチキン…30
ヘルシー鶏マヨ…32
ふわとろ卵の鶏チリ…34
鶏むね肉の磯辺焼き…36
鶏むね肉のチンジャオロースー
　…38
鶏むね肉の照り焼き…40
麻薬鶏…42
炭火焼き風チキンのねぎソース
　…42
鶏テキ…43
ヘルシー親子丼…89
やわらかスパイシー照りたま丼
　…90
しらたきラーメン…94
しらたき冷麺…95

● ひき肉
青じそ鶏つくね…44
大根のそぼろあんかけ…65
大根のチリコンカン…65
麻婆キャベツ…67
もやしとピーマンとひき肉の
　中華炒め…74
厚揚げの中華風みそ炒め…77
たっぷり野菜のキーマカレー
　…88
健康和風だしカレー…88
ピリ辛肉そぼろ丼…91
そぼろ丼…91
和風ガパオライス…92

魚介類・魚介加工品

● かつお節
ブロッコリーのごまマヨあえ
　…61
しめじのレンチンなめたけあえ
　…75
和風厚揚げ…77
しらたき焼きそば…95

● 桜えび
ほうれん草と桜えびの中華炒め
　…60

● 鮭
鮭ときのこのガリバタじょうゆ
　…50
ほうれん草とほぐし鮭の
　バタポン炒め…60

● さば・さば缶
さばの西京風焼き…49
さばとじゃがいものカレー炒め
　…50
さば缶のみそ汁…51
さば缶の麻婆豆腐…51
さば缶の卵とじ丼…86

● しらす干し
オクラとしらすのあえもの…64

● ちくわ
きゅうりとちくわの
　コチュマヨあえ…68

● ツナ缶
アボカドとツナのピリ辛あえ
　…62
きゅうりとツナのピリ辛あえ
　…68
にんじんしりしり…71
もやしのナポリタン風…74
やせるチヂミ…93
しらたき焼きそば…95
しらたきペペロン…95

● まぐろ
まぐろとアボカドのユッケ…48
まぐろのカルパッチョ…49
まぐろの麻薬丼…84
まぐろのポキ丼…92

海そう類

● 青のり
鶏むね肉の磯辺焼き…36
しらたき焼きそば…95

● 塩昆布
塩昆布ごま油…59
アボカドの塩昆布あえ…62
オクラの塩昆布あえ…64
ミニトマトの塩昆布あえ…69
ゆで卵の塩昆布あえ…79

● もずく
きゅうりともずくのあえもの
　…68

● わかめ
きゅうりとツナのピリ辛あえ
　…68

野菜

● 青じそ
青じそ鶏つくね…44
まぐろとアボカドのユッケ…48
ミニトマトの和風マリネ…69
なすの焼き浸し…70
パプリカの焼き浸し…72
しめじのレンチンなめたけあえ
　…75
じゃがいもの青じそ
　ジェノベーゼ風…76
和風厚揚げ…77
ふわプル卵焼き…79
まぐろの麻薬丼…84
健康和風だしカレー…88
そぼろ丼…91
和風ガパオライス…92
まぐろのポキ丼…92

● 枝豆
ガーリックコンソメ枝豆…63
ヤンニョム枝豆…63
枝豆とれんこんのペペロン炒め
　…63

● オクラ
オクラとトマトのごま酢あえ
　…64
オクラの塩昆布あえ…64
オクラとしらすのあえもの…64
しらたき冷麺…95

●カット野菜・ミックスサラダ
鶏テキ…43
たっぷり野菜のキーマカレー
…88
しらたき焼きそば…95

●かぶ
かぶのガーリックポン酢炒め
…65

●かぼちゃ・コリンキー
かぼちゃの煮つけ…66
かぼちゃのナッツあえ…66
コリンキーのナムル…66
なすの焼き浸し…70

●キャベツ・紫キャベツ
麻婆キャベツ…67
紫キャベツのラペ…67
キャベツの赤しそふりかけあえ
…67
しらたきペペロン…95

●きゅうり
雲白肉（ウンパイロウ）…43
きゅうりとちくわの
コチュマヨあえ…68
きゅうりともずくのあえもの
…68
きゅうりとツナのピリ辛あえ
…68

●グリーンアスパラガス
アスパラのペペロン炒め…61
おつまみアスパラ…61

●小ねぎ
よだれ鶏ダレ…22
ゆずこしょうポン酢…22
ふわとろ卵の鶏チリ…34
豚肉となすのとろみしょうが焼き
…46
鮭ときのこのガリバタじょうゆ
…50
さば缶の麻婆豆腐…51
ねぎ塩ダレ…56
焼きなすの豚しゃぶ…70
ピリ辛こんにゃく…78
さば缶の卵とじ丼…86
やわらかスパイシー照りたま丼
…90
蒸し豚チャーシュー丼…90
まぐろのポキ丼…92
しらたき担々麺…94
しらたきラーメン…94

しらたき焼きそば…95

●サニーレタス
鶏むね肉の照り焼き…40

●さやいんげん
さば缶のみそ汁…51

●大根
大根のそぼろあんかけ…65
大根のチリコンカン…65

●たけのこ
鶏むね肉のチンジャオロースー
…38

●玉ねぎ
麻薬鶏…42
まぐろのカルパッチョ…49
鮭ときのこのガリバタじょうゆ
…50
さばとじゃがいものカレー炒め
…50
さば缶のみそ汁…51
カルパッチョソース…57
麻薬ダレ…58
こんにゃくと玉ねぎのごまみそ煮
…78
まぐろの麻婆丼…84
たっぷり野菜のキーマカレー
…88
ヘルシー親子丼…89
和風ガパオライス…92
キムチーズサンド…93

●トマト缶・ミニトマト
鶏むね肉の照り焼き…40
雲白肉（ウンパイロウ）…43
まぐろのカルパッチョ…49
オクラとトマトのごま酢あえ
…64
きゅうりともずくのあえもの
…68
ミニトマトの和風マリネ…69
ミニトマトのポン酢タレ漬け
…69
ミニトマトの塩昆布あえ…69
なすの焼き浸し…70
たっぷり野菜のキーマカレー
…88

●長ねぎ
白ねぎ塩ダレ…22
ふわとろ卵の鶏チリ…34
麻薬鶏…42

炭火焼き風チキンのねぎソース
…42
雲白肉（ウンパイロウ）…43
青じそ鶏つくね…44
さば缶の麻婆豆腐…51
麻薬ダレ…58
なすのぺぺたま…70
なすの焼き浸し…70
まぐろの麻婆丼…84
健康和風だしカレー…88
蒸し豚チャーシュー丼…90
しらたき担々麺…94

●なす
豚肉となすのとろみしょうが焼き
…46
なすのぺぺたま…70
なすの焼き浸し…70
焼きなすの豚しゃぶ…70

●にら
韓国風ピリ辛にらダレ…22
さば缶の麻婆豆腐…51
厚揚げの中華風みそ炒め…77
ピリ辛肉そぼろ丼…91
やせるチヂミ…93

●にんじん
簡単！キャロットラペ…71
にんじんしりしり…71
3色ナムル…71
もやしのナポリタン風…74
ピリ辛肉そぼろ丼…91

●白菜
さば缶のみそ汁…51

●パセリ
鶏むね肉のハニーマスタード
チキン…28
ヘルシー鶏マヨ…32
アボカドエッグ…62
大根のチリコンカン…65
もやしとチーズのガレット…74
えのきのペペロンチーノ…75
キムチーズサンド…93

●パプリカ
鶏むね肉のチンジャオロースー
…38
パプリカのマリネ…72
パプリカの焼き浸し…72
3色きんぴら…72
厚揚げの中華風みそ炒め…77
たっぷり野菜のキーマカレー

…88
和風ガパオライス…92

● ピーマン
鶏むね肉のチンジャオロース―
…38
3色きんぴら…72
丸ごとピーマンの煮浸し…73
ヤンニョムピーマン…73
無限キムチピーマン…73
もやしのナポリタン風…74
もやしとピーマンとひき肉の
中華炒め…74
和風ガパオライス…92

● ブロッコリー
ブロッコリーのごまマヨあえ
…61

● ベビーリーフ
炭火焼き風チキンのねぎソース
…42
まぐろのカルパッチョ…49

● ほうれん草
ほうれん草と桜えびの中華炒め
…60
ほうれん草とほぐし鮭の
バタポン炒め…60
ほうれん草とエリンギの
バターじょうゆ炒め…60
3色ナムル…71

● 三つ葉
ヘルシー親子丼…89

● みょうが
健康和風だしカレー…88

● もやし
もやしのナポリタン風…74
もやしとチーズのガレット…74
もやしとピーマンとひき肉の
中華炒め…74

● れんこん
枝豆とれんこんのペペロン炒め
…63
エリンギとれんこんの旨辛炒め
…75

きのこ類

● えのきだけ

3色ナムル…71
えのきのペペロンチーノ…75

● エリンギ
鶏むね肉のチンジャオロース―
…38
ほうれん草とエリンギの
バターじょうゆ炒め…60
アスパラのペペロン炒め…61
エリンギとれんこんの旨辛炒め
…75
たっぷり野菜のキーマカレー
…88
健康和風だしカレー…88
和風ガパオライス…92
しらたきペペロン…95

● しめじ
鮭ときのこのガリバタじょうゆ
…50
さば缶のみそ汁…51
アスパラのペペロン炒め…61
しめじのレンチンなめたけあえ
…75
ピリ辛こんにゃく…78
しらたき担々麺…94

● なめたけ
しめじのレンチンなめたけあえ
…75

こんにゃく・しらたき

こんにゃくのサイコロステーキ
…78
こんにゃくと玉ねぎのごまみそ煮
…78
ピリ辛こんにゃく…78
しらたき担々麺…94
しらたきラーメン…94
しらたき焼きそば…95
しらたきペペロン…95
しらたき冷麺…95

いも類

● さつまいも
さつまいものバター煮…76

● じゃがいも
さばとじゃがいものカレー炒め
…50
もやしとチーズのガレット…74

じゃがいもの青じそ
ジェノベーゼ風…76
キムチーズサンド…93

● 長いも
長いもの赤しそふりかけあえ
…76

卵・うずらの卵

鶏むね肉のチャーシュー…26
ふわとろ卵の鶏チリ…34
鶏むね肉のチンジャオロース―
…38
青じそ鶏つくね…44
まぐろとアボカドのユッケ…48
アボカドエッグ…62
なすのペペたま…70
にんじんしりしり…71
無限キムチピーマン…73
うずらの煮卵…79
ゆで卵の塩昆布あえ…79
ふわプル卵焼き…79
まぐろの麻薬丼…84
さば缶の卵とじ丼…86
たっぷり野菜のキーマカレー
…88
ヘルシー親子丼…89
やわらかスパイシー照りたま丼
…90
蒸し豚チャーシュー丼…90
ピリ辛肉そぼろ丼…91
そぼろ丼…91
和風ガパオライス…92
まぐろのポキ丼…92
しらたき担々麺…94
しらたきラーメン…94
しらたき冷麺…95

牛乳・乳製品

● 牛乳
しらたき担々麺…94

● バター
鮭ときのこのガリバタじょうゆ
…50
さばとじゃがいものカレー炒め
…50
ほうれん草とほぐし鮭の
バタポン炒め…60
ほうれん草とエリンギの
バターじょうゆ炒め…60

さつまいものバター煮…76
たっぷり野菜のキーマカレー
　…88

●粉チーズ・ピザ用チーズ
もやしとチーズのガレット…74
じゃがいもの青じそ
　ジェノベーゼ風…76
キムチーズサンド…93

豆類・豆加工品
●厚揚げ
和風厚揚げ…77
厚揚げの中華風みそ炒め…77
ヤンニョム厚揚げ…77

●大豆
大根のチリコンカン…65

●豆腐
さば缶の麻婆豆腐…51
やせるチヂミ…93

●納豆
しらたき担々麺…94
しらたき冷麺…95

果実類・果実加工品
●アボカド
まぐろとアボカドのユッケ…48
アボカドとツナのピリ辛あえ
　…62
アボカドエッグ…62
アボカドの塩昆布あえ…62

●レモン
鶏ハムのねぎ塩ダレ…21
鶏むね肉のハニーマスタード
　チキン…28
鶏むね肉の照り焼き…40
麻薬鶏…42
炭火焼き風チキンのねぎソース
　…42
鶏テキ…43
まぐろのカルパッチョ…49
ガーリックコンソメ枝豆…63
たっぷり野菜のキーマカレー
　…88

種実類
●くるみ
かぼちゃのナッツあえ…66

●ごま
韓国風ピリ辛にらダレ…22
ヤンニョムチキン…30
麻薬鶏…42
まぐろとアボカドのユッケ…48
麻薬ダレ…58
塩昆布ごま油…59
おつまみアスパラ…61
ブロッコリーのごまマヨあえ
　…61
アボカドとツナのピリ辛あえ
　…62
アボカドの塩昆布あえ…62
オクラとトマトのごま酢あえ
　…64
かぼちゃのナッツあえ…66
コリンキーのナムル…66
キャベツの赤しそふりかけあえ
　…67
きゅうりとちくわの
　コチュマヨあえ…68
きゅうりともずくのあえもの
　…68
きゅうりとツナのピリ辛あえ
　…68
3色ナムル…71
3色きんぴら…72
ヤンニョムピーマン…73
無限キムチピーマン…73
さつまいものバター煮…76
ヤンニョム厚揚げ…77
こんにゃくと玉ねぎのごまみそ煮
　…78
ピリ辛こんにゃく…78
まぐろの麻薬丼…84
やわらかスパイシー照りたま丼
　…90
まぐろのポキ丼…92
やせるチヂミ…93
しらたき担々麺…94
しらたき冷麺…95

漬け物類
●梅干し
健康和風だしカレー…88

●たくあん
健康和風だしカレー…88

●白菜キムチ
無限キムチピーマン…73
キムチーズサンド…93
しらたき冷麺…95

●メンマ
しらたきラーメン…94

米・ごはん
寝かせ酵素玄米…14
まぐろの麻薬丼…84
さば缶の卵とじ丼…86
たっぷり野菜のキーマカレー
　…88
健康和風だしカレー…88
ヘルシー親子丼…89
やわらかスパイシー照りたま丼
　…90
蒸し豚チャーシュー丼…90
ピリ辛肉そぼろ丼…91
そぼろ丼…91
和風ガパオライス…92
まぐろのポキ丼…92
枝豆混ぜごはん…101
納豆ごはん…105

その他
●赤しそふりかけ
キャベツの赤しそふりかけあえ
　…67
長いもの赤しそふりかけあえ
　…76

●粒マスタード
ハニーマスタードダレ…22
鶏むね肉のハニーマスタードチキ
　ン…28

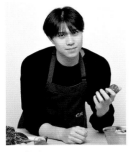

小泉勇人　こいずみ ゆうと

元Jリーガー。鹿島アントラーズ、ヴァンフォーレ甲府など9シーズン、プロサッカー選手として活躍。2023年に引退し、現在は2社を起業して食の重要性を伝えていく活動をしている。SNSフォロワーは、この1年で累計22万人を突彼。アスリート×食という分野において、右に出るものはいないほどの知名度を誇る。器やカトラリーの販売など多岐にわたって「食」に携わる活動をしている。

「元Jリーガーの自炊記録」

▶Instagram
@zumi_meshi

▶TikTok
@zumi_meshi

▶X
@zumi_meshi

▶YouTube
@yutokoizumi8668

Staff

ブックデザイン	吉村 亮、石井志歩（Yoshi-des.）
撮影	長谷川 潤
	小泉勇人（p.42〜43、p.49〜51、p.62下2点、p.63上、p.65上下、p.66下、p.69〜70、p.71下2点、p.72上下、p.73、p.74中、p75下、p.76下、p.77下、p.78上下、p.79、p.88〜95）
調理アシスタント	石川佳奈　伊藤 瞳
栄養計算	藤井沙恵
取材・編集協力	丸山みき（SORA企画）
編集アシスタント	樫村悠香、永野廣美（SORA企画）
編集担当	中野桜子
編集デスク	樋口 健、北川編子（光文社）

健康美やせ！
カスタム献立
組み合わせれば勝手にやせる！
元Jリーガーのリアル自炊記録

2023年9月30日　初版第1刷発行

著　者　小泉勇人
発行者　三宅貴久
発行所　株式会社　光文社
　　　　〒112-8011 東京都文京区音羽1-16-6
　　　　電話　編集部 03-5395-8172
　　　　　　　書籍販売部 03-5395-8116
　　　　　　　業務部 03-5395-8125
　　　　メール　non@kobunsha.com
　　　　落丁本・乱丁本は業務部へご連絡くださればお取り替えいたします。

組　版　堀内印刷
印刷所　堀内印刷
製本所　国宝社

Ⓡ〈日本複製権センター委託出版物〉
本書の無断複写複製（コピー）は著作権法上での例外を除き禁じられています。本書をコピーされる場合は、そのつど事前に、日本複製権センター（☎03-6809-1281、e-mail:jrrc_info@jrrc.or.jp）の許諾を得てください。